Primäre Insomnie

Primäre Insomnie

Ein Gruppentherapieprogramm für den stationären Bereich

von

Tatjana Crönlein

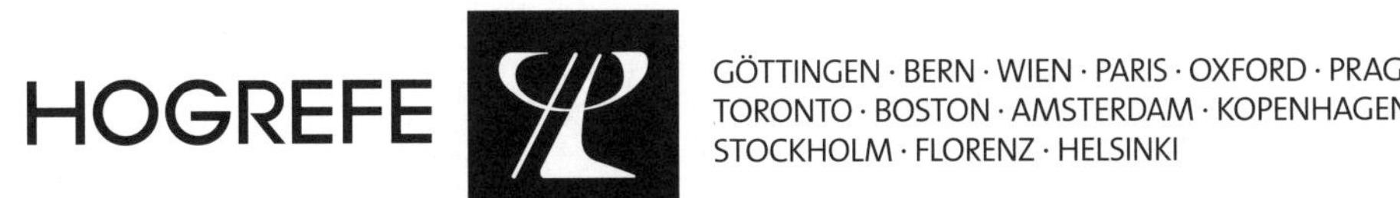
HOGREFE

GÖTTINGEN · BERN · WIEN · PARIS · OXFORD · PRAG
TORONTO · BOSTON · AMSTERDAM · KOPENHAGEN
STOCKHOLM · FLORENZ · HELSINKI

Dr. Tatjana Crönlein, geb. 1965. 1984-1991 Studium der Psychologie in Hamburg. 1991-1994 Forschungstätigkeit im Bereich der Schlafforschung (Neuroendokrinologie) und psychiatrische Tätigkeit am Max-Plank-Institut in München. 2006 Promotion. Seit 1994 als Psychologin im Schlaflabor und auf der psychosomatischen Station des Bezirksklinikums Regensburg tätig. Aufbau der Verhaltenstherapie für Insomnie am dortigen schlafmedizinischen Zentrum. Seit 2006 Leitung der Arbeitsgruppe Insomnie der Deutschen Gesellschaft für Schlafforschung und Schlafmedizin. Dozentin an der Psychologischen Fakultät der Universität Regensburg sowie an verhaltenstherapeutischen Ausbildungsinstituten in Regensburg, Halle und Jena.

Bibliografische Information der Deutschen Nationalbibliothek
Die Deutsche Nationalbibliothek verzeichnet diese Publikation in der Deutschen Nationalbibliografie; detaillierte bibliografische Daten sind im Internet über http://dnb.dnb.de abrufbar.

Göttingen · Bern · Wien · Paris · Oxford · Prag · Toronto · Boston
Amsterdam · Kopenhagen · Stockholm · Florenz · Helsinki
Merkelstraße 3, 37085 Göttingen

http://www.hogrefe.de
Aktuelle Informationen · Weitere Titel zum Thema · Ergänzende Materialien

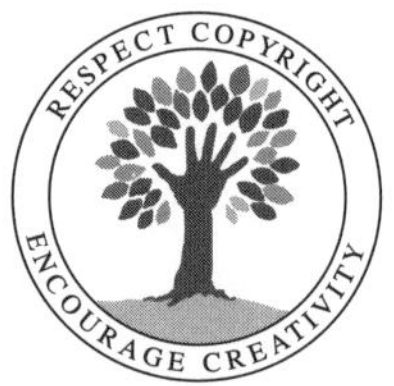

Satz: ATRhür Grafik-Design & Kunst, Weimar
Gesamtherstellung: AZ Druck und Datentechnik GmbH, Kempten
Printed in Germany
Auf säurefreiem Papier gedruckt

ISBN 978-3-8017-2407-8

Inhalt

Vorwort

Chronisch gestörter Schlaf wirkt sich nicht nur negativ auf die Lebensqualität der Betroffenen und deren Angehörigen aus, sondern erhöht auch die Fehler- und Unfallrate und wird als Risiko für die Entstehung von körperlichen und psychischen Störungen wissenschaftlich diskutiert. Die primäre Insomnie ist mit einer Prävalenz von ca. 10 % eine der häufigsten Schlafstörungen, dennoch suchen nur wenige Betroffene professionelle Hilfe. Dies liegt wahrscheinlich an der weit verbreiteten Ansicht, dass bei Schlafstörungen lediglich Medikamente verschrieben werden, was viele Betroffene aus Angst vor Abhängigkeit oder wegen der befürchteten Nebenwirkungen ablehnen. Dabei gibt es eine speziell für die primäre Insomnie entwickelte Verhaltenstherapie, dessen Effektivität in verschiedenen Studien nachgewiesen wurde.

Im deutschsprachigen Raum existieren bereits Therapiemanuale für die ambulante Versorgung. Für den stationären Bereich fehlt jedoch noch ein entsprechendes Gruppenprogramm. Der stationäre Rahmen bietet den Vorteil, dass durch die engmaschige Beobachtung und Kontrolle auch schwere und komplizierte Fälle behandelt werden können. Hierzu gehören komorbide psychische Störungen wie Depressionen oder Insomnien, die ambulant aus anderen Gründen nicht aufgefangen werden können.

Das folgende Therapiemanual ist für den stationären Bereich konzipiert. Ziel ist es, Patienten einen geschützten Rahmen zu bieten, verhaltenstherapeutische Maßnahmen effektiv umzusetzen und angstbesetzten Einstellungen so zu verändern, dass sie wieder Kontrolle über ihre „Schlaffähigkeit“ bekommen. Schwerpunkte des Programms sind die Bettzeitenrestriktion und Psychoedukation im Gruppen- und im Einzelsetting. Es basiert auf den Ergebnissen einer fünfjährigen Entwicklungs- und Evaluationsphase an der Klinik für Psychiatrie und Psychotherapie Regensburg und hat sich als lang anhaltend effektiv erwiesen.

Das Manual beinhaltet eine theoretische Fundierung der einzelnen Module der Kognitiven Verhaltenstherapie für Insomnie sowie eine sehr praxisnahe Anleitung mit Fallbeispielen und eine detaillierte Beschreibung der einzelnen Therapieeinheiten. Es ist daher auch für Ausbildungszwecke sowie als Grundlage für den ambulanten Bereich gut geeignet.

Zum Aufbau dieses Manuals

Eine genaue Kenntnis der Krankheitsbilder der primären Insomnie und insbesondere der psychophysiologischen Insomnie („erlernte Schlaflosigkeit“) kann selbst bei guter psychotherapeutischer Ausbildung und Erfahrung nicht immer vorausgesetzt werden. Darum beginnt das Manual mit einer Beschreibung dieser Störungsbilder. Da die Therapie von Insomnien auch Kenntnisse über die Grundlagen der Schlafregulation und der Schlafstörungen voraussetzt, ist eine Einarbeitung in dieses Thema zu empfehlen (vgl. Literaturvorschläge im Anhang, S. 102).

Im ersten Kapitel wird ein Überblick über die verschiedenen Krankheitsbilder der Insomnie mit entsprechenden therapeutischen Empfehlungen gegeben. Kapitel 2 beschreibt den Prototyp der verhaltenstherapeutisch behandelbaren Insomnie, die psychophysiologische Insomnie. In Kapitel 3 werden die Ziele und die Zielgruppen des Programms aufgezeigt. Kapitel 4 erläutert die Strukturmerkmale, die Entwicklung und die Wirkmechanismen des Programms. Kapitel 5 beschreibt ausführlich die Durchführung der einzelnen Therapiemodule sowie deren theoretische Fundierung. Schließlich geht Kapitel 6 auf schwierige Therapiesituationen und Problemfälle ein.

Danksagung

Die Entwicklung und Evaluation dieses Therapieprogramms ist am Bezirksklinikum für Psychiatrie und Psychotherapie in Regensburg in den Jahren 2005 bis 2011 durchgeführt worden. Sie wäre ohne die Unterstützung und Mitarbeit folgender Personen und auch allen anderen Mitarbeiter der Station 21b und des Schlaflabors nicht denkbar gewesen und ich möchte mich an dieser Stelle bei Ihnen bedanken. Insbesondere danke ich:

- Prof. Dr. med. Peter Eichhammer, Oberarzt der Station 21 b, der die Durchführung auf seiner

Station ermöglichte und psychiatrisch supervidierte;
- Herrn Dr. med. Peter Geisler, Leiter des Schlaflabors, der vor allem die Schlafdiagnostik überwachte;
- Herrn Prof. Dr. Jürgen Zulley, für seine Mitwirkung im Programm;
- Herrn Dr. Roland Popp und Frau Christiane Hirn (Assistenzärztin), welche die Patienten somnologisch voruntersucht haben;
- Den psychologischen Praktikantinnen und Diplomandinnen (insbesondere Sara Seidl, Verena Sorgenfrei, Ulrike Müller, Julia Holl, Maike Stange und Johanna Feiler), welche sich mit großem Engagement um die Betreuung und Testung der Patienten gekümmert und spezielle Forschungsfragen erarbeitet haben;
- Den Psychologinnen, Frau Magdalena Huber und Frau Maria Stigloher, sowie meinem Vater, Dr. Klaus Pätzold, welche mit Geduld das Manuskript Korrektur gelesen haben und schließlich
- dem Pflegepersonal der Station 21 b und des Schlaflabors unter der Leitung von Herrn Pflügl, welche mit viel Einfühlsamkeit und Professionalität auf die Nöte schlafloser Patienten eingehen konnten.

Regensburg, Mai 2013 *Tatjana Crönlein*

Kapitel 1

Beschreibung von Insomnien

1.1 Klassifikation

Insomnie bezeichnet umgangssprachlich ein „chronisches Schlafproblem“ oder auch die Unfähigkeit, ausreichend schlafen zu können. Dies kann eine Ein- oder Durchschlafstörung und/oder zu frühes Erwachen bedeuten. In der medizinischen Fachsprache wird der Begriff Insomnie sowohl auf symptomatischer Ebene als auch auf syndromaler und auf nosologischer Ebene benutzt. Auf syndromaler Ebene werden über den gestörten Schlaf hinaus die Beeinträchtigung der Tagesbefindlichkeit sowie die Fokussierung auf die Schlafstörung zusammengefasst. Auf dieser Ebene wird in der ICD-10 (WHO, Dilling et al., 1993) die nicht organische Insomnie neben der nicht organischen Hypersomnie und anderen Schlafstörungen klassifiziert (vgl. Tab. 1). Die Diagnosekriterien der Insomnie im DSM-IV (Saß et al., 2001) unterscheiden sich von den Kriterien in der ICD-10 vor allem im Zeitkriterium (vgl. Tab. 2). Während in der wissenschaftlichen Literatur in der Regel von der primären Insomnie

Tabelle 1: Klassifikation der Schlafstörungen nach ICD-10

Nicht organische Schlafstörungen	– F51.0 Nicht organische Insomnie – F51.1 Nicht organische Hypersomnie – F51.2 Nicht organische Störung des Schlaf-Wach-Rhythmus – F51.3 Schlafwandeln – F51.4 Pavor nocturnus – F51.5 Alpträume – F51.8 Andere nicht organische Schlafstörungen – F51.9 Nicht näher bezeichnete nicht organische Schlafstörungen
Organische Schlafstörungen	– G25.80 Periodische Beinbewegungen im Schlaf (PLMS) – G25.81 Syndrom der unruhigen Beine (Restless-Legs-Syndrom) – G47.0 Organisch bedingte Insomnie – G47.1 Krankhaft gesteigertes Schlafbedürfnis (idiopathische Hypersomnie) – G47.2 Störungen des Schlaf-Wach-Rhythmus – G47.3 Schlafapnoe-Syndrom – G47.4 Narkolepsie und Kataplexie – G47.8 Sonstige Schlafstörungen (z. B. Kleine-Levin-Syndrom)

Tabelle 2: Klassifikation der Schlafstörungen nach DSM-IV

Primäre Schlafstörungen	– 307.42 Primäre Insomnie – 307.44 Primäre Hypersomnie – 307.45 Schlaf-Wach-Rhythmus-Störung – 307.46 Pavor nocturnus, Somnambulismus – 307.47 Alpträume – 347 Narkolepsie – 780.59 Schlafapnoe-Syndrom
Schlafstörungen im Rahmen einer psychiatrischen Erkrankung	– 307.42 Insomnie im Rahmen einer Achse-I/II-Störung – 307.44 Hypersomnie im Rahmen einer Achse-I/II-Störung
Andere Schlafstörungen	– 780.52 Insomnie im Rahmen einer organischen Erkrankung – 780.54 Hypersomnie im Rahmen einer organischen Erkrankung

gesprochen wird, sind in der zweiten Internationalen Klassifikation der Schafstörungen (International Classification of Sleep Disorders – ICSD-2, American Academy of Sleep Medicine, 2005) unterschiedliche Krankheitsbilder der Insomnie beschrieben, die sich sowohl in ihren Entstehungsfaktoren als auch in ihrem klinischen Erscheinungsbild voneinander unterscheiden (vgl. Kapitel 1.3).

1.2 Epidemiologie

Schlafstörungen sind ein sehr häufiges Phänomen in der Allgemeinbevölkerung mit Prävalenzen zwischen 10 % (Ford & Kamerow, 1989; Ancoli-Israel, & Roth 1999; Ohayon & Roth, 2001) und 29 % (Leger et al., 2000). Die Prävalenzraten hängen von den jeweiligen diagnostischen Kriterien ab. Betrachtet man das Symptom „gestörter Schlaf“, so zeigen sich Prävalenzen von 10 % für Einschlafstörungen, 23 % für Durchschlafstörungen und 32 % für zu kurzen Schlaf (Ohayon & Roth, 2001). Die Diagnose einer primären Insomnie nach DSM-IV hat eine Prävalenz von 11 %. Wenn die Kriterien einer schweren Insomnie erfüllt sind, sinkt die Prävalenzrate auf immer noch 4 % (Hajak, 1999).

Insomnien können bereits im Kindesalter auftreten (Owens, 2008). Frauen sind häufiger betroffen als Männer (American Academy of Sleep Medicine, 2005), wobei schwere Insomnien einer deutschen Studie zu Folge vor allem bei allein stehenden weiblichen Stadtbewohnern gefunden wurden (Hajak, 1999). Die Insomnie tritt oft in Kombination mit psychischen Störungen auf und in jüngerer Zeit werden auch Overlap-Syndrome mit organischen Schlafstörungen gesehen (Roth, 2009). Problematisch ist die Insomnie als wirtschaftlicher Risikofaktor durch eine erhöhte Anzahl von Unfällen, Krankheitstagen oder die Inanspruchnahme gesundheitlicher Leistungen (Hajak, 2001). Die Rolle der unbehandelten Insomnie als Risikofaktor für internistische Folgeerkrankungen (Grandner et al., 2011) oder Depressionen wird diskutiert (Riemann & Voderholzer, 2003).

1.3 Formen der Insomnie nach der Internationalen Klassifikation für Schlafstörungen (ICSD-2)

Gerade, weil es nicht *die* Insomnie gibt, sollte die Diagnosestellung bei insomnischen Leitsymptomen behutsam und nach Ausschluss vor allem organischer Ursachen erfolgen. Die Insomnie wird in der ICSD-2 zunächst anhand von Kernsymptomen charakterisiert. Diese Trias besteht aus dem gestörten Schlaf, der beeinträchtigten Tagesbefindlichkeit und der Tatsache, dass die Schlafstörung auch bei optimalen Schlafbedingungen auftritt. Dies ist die größtmögliche Schnittmenge an Symptomen, welche die verschiedenen Formen der Insomnie haben können. Die Unterscheidung richtet sich dann nach den Ursachen.

Formen der Insomnie nach ICSD-2

- Psychoreaktive Insomnie
- Psychophysiologische Insomnie
- Paradoxe Insomnie
- Idiopathische Insomnie
- Insomnie aufgrund psychiatrischer Erkrankung
- Insomnie aufgrund mangelnder Schlafhygiene
- Verhaltensabhängige Schlafstörung in der Kindheit
- Insomnie aufgrund von Substanzmissbrauch
- Insomnie aufgrund von körperlichen Erkrankungen

Die verschiedenen Formen der Insomnie sind zunächst nicht immer eindeutig klinisch voneinander abgrenzbar. Oft stellt sich erst nach längerer Beobachtung heraus, um welchen Typ Insomnie es sich letztendlich handelt. Die kognitive Verhaltenstherapie für Insomnie (KVT-I) ist am Modell der psychophysiologischen Insomnie (PPI) entwickelt worden, darum wird dieser auch ein eigenes Kapitel in diesem Manual gewidmet (vgl. Kapitel 2). Letztlich profitieren jedoch alle Formen der Insomnie von Elementen der KVT-I. Im Folgenden werden die anderen Formen der Insomnie nach ICSD-2 (mit Ausnahme der Insomnie in der Kindheit) dargestellt.

Klinisch reine Formen dieser Insomnie-Untergruppen kommen natürlich selten vor. Viele Patienten haben Mischformen oder weisen neben einer Insomnie noch andere psychische oder organische Komorbiditäten auf. Die folgenden Formbeschreibungen sollen zunächst eine klinische und therapeutische Orientierungshilfe geben.

1.3.1 Paradoxe Insomnie

Die paradoxe Insomnie bezieht sich auf eine Divergenz zwischen dem subjektiven Schlaferleben und dem messbaren physiologischen Schlaf. Gesunde Personen können ihre Schlafzeit meist gut einschätzen, wobei kurze Wachphasen oft nicht erinnert werden und der Schlaf im Nachhinein so als durchgehend erlebt wird.

Insomniepatienten hingegen unterschätzen ihren Schlaf (Knab & Engel, 1988). Man weiß, dass sie längere Zeit ungestörten Schlafes benötigen, um Schlaf als solchen wahrzunehmen (Hauri & Olmstead, 1983), was die Fehlwahrnehmung des Einschlafens erklären würde.

Exkurs:

Einschlafen ist kein On-off-Phänomen, sondern ein kontinuierlicher Prozess. Dabei ist im Elektroenzephalogramm (EEG) zunächst eine Verlangsamung der Wellenfrequenz zu beobachten. Der sogenannte Alpha-Rhythmus zeigt Entspannung an. Das erste Auftreten von Theta-Wellen deutet den Schlafbeginn an. Schlafstadium 1 ist das leichteste von allen Schlafstadien und ist durch eine vorherrschende Theta-Aktivität zugunsten der schnelleren Wellen charakterisiert. Auch wenn dies nach der Nomenklatur nach Rechtschaffen und Kales (1968) sowie nach den AASM-Kriterien bereits Schlaf bedeutet, sagen die meisten Versuchspersonen nach der Weckung aus Schlafstadium 1, dass sie wach gewesen sind. Mit dem Auftreten von K-Komplexen und Spindeln beginnt das sogenannte Schlafstadium 2, welches immer noch zum leichten Schlaf zählt. Im Gegensatz zum Schlafstadium 1 steigt hier jedoch die Weckschwelle, das heißt man benötigt einen intensiveren Reiz, um geweckt zu werden. Mit diesem sprunghaften Anstieg der Weckschwelle wird von einigen Wissenschaftlern der eigentliche Schlafbeginn postuliert (Bonnet & Moore, 1982). Dieser ist jedoch noch umstritten. Bonnet und Moore treffen es wahrscheinlich am besten, wenn sie das subjektive Einschlafen als „verlängerte Periode mit verwaschenem und unklaren Bewusstsein“ bezeichnen.

Insomniepatienten überschätzen nicht nur die Einschlaflatenz, sondern auch die nächtliche Wachzeit. Typischerweise wird die zweite Nachthälfte nach dem ersten frustrierenden Aufwachen nur als wach-dösend erlebt. Wie ist die Unterschätzung des Schlafes zu erklären? Knab geht von einer Unfähigkeit aus, kurze Schafzeiten zu erinnern (Knab & Engel, 1988). Mehrere Wachzeiten hintereinander werden so als durchgehend wach erlebt. Die paradoxe Insomnie beschreibt diese Schlafwahrnehmungsstörung in einer ausgeprägten Form. Im Extremfall kann kein Schlaf mehr erinnert werden. Diese Patienten berichten oft, die Nacht ruhend aber schlaflos im Bett verbracht zu haben. Als „Beweis“ werden Geräusche oder andere Wahrnehmungen angeführt. Typischerweise erleben die Patienten auch nicht das Moment des „Aufwachens“ oder „Abtauchens“ in den Schlaf.

Die paradoxe Insomnie ist selten und die Ursachen sind noch nicht hinreichend erforscht. Perlis postuliert in seinem neurokognitiven Modell ein kognitives Hyperarousal als Ursache für die verzerrte Schlafwahrnehmung (Perlis et al., 1997). Das Nichterinnern des Einschlafens ist demnach auf eine erhöhte kognitive Aktivität zurückzuführen, welche bei der Insomnie typisch ist.

Man sollte dennoch nicht immer mit einer Schlafwahrnehmungsstörung rechnen, wenn von extrem wenig Schlaf berichtet wird:

Beispiel:

Frau X. berichtet, seit einer traumatischen Kindheit kaum zu schlafen. Sie komme höchstens auf zwei bis drei Stunden in der Nacht. Den Rest verbringe sie manchmal sogar außerhalb des Bettes. Eine polysomnographische Untersuchung ergab eine mittlere Schlafzeit von ca. drei Stunden in zwei Nächten. Frau X. konnte ihren Schlaf unerwartet gut einschätzen.

Eine Therapie für die paradoxe Insomnie gibt es noch nicht. Es gibt zumindest eine Studie, die zeigen konnte, dass die Aufklärung über die tatsächliche Schlafzeit die Schlafwahrnehmung und Einschätzung positiv verändert (Tang & Harvey, 2006). Das Wissen um die Mechanismen der Schlafwahrnehmung ändert also die Beurteilung des eigenen Schlafes.

In einer Pilotstudie (Holl, 2011) im Schlaflabor Regensburg konnte die verzerrte Schlafwahrnehmung von Insomniepatienten durch ein gezieltes Training verbessert werden. Hierbei wurden interozeptive Schlüsselreize beim Einschlafen erfasst (z. B. Gefühl des Fallens, Gedanken werden langsamer), die Patienten wurden dann für die Wahrnehmung dieser Schlüsselreize sensibilisiert. Eine Validierung dieses Trainings an einer größeren Stichprobe steht noch aus.

Bei Verdacht auf paradoxe Insomnie sollte folgendermaßen vorgegangen werden:

Therapeutischer Leitfaden bei der paradoxen Insomnie

- Eine polysomnographische Untersuchung durchführen.
- Aufklärung des Patienten über den gemessenen Schlaf und Vergleich mit dem subjektiven Schlaf.
- Dem Patienten gezielt Entspannung beibringen.
- Den Patienten für die Wahrnehmung körperbezogener Reize der Entspannung sensibilisieren.

1.3.2 Psychoreaktive Insomnie

Die psychoreaktive Insomnie ist eine Schlafstörung, die im direkten Zusammenhang mit einem Stressor steht. Der Beginn und die Dauer sollten nachvollziehbar damit verknüpft sein. Ein gutes Beispiel ist Prüfungsangst. Angst und Sorgen vor dem Versagen in der Prüfung steigern die Anspannung, welche wiederum ein entspanntes Ein- und Durchschlafen verhindert.

Das Problem bei der Diagnostik der psychoreaktiven Insomnie ist, dass der Stressor den Betroffenen nicht immer bewusst ist.

Beispiel:

Frau M. berichtet von Schlafstörungen, die sich im letzten Jahr drastisch verschlimmert hätten. Sie könne sich dies nicht erklären, da sie in ihrem Leben keine dramatischen Veränderungen erfahren habe. Erst auf Nachfragen berichtet sie von einem Pflegefall in der Familie, schulischen Problemen ihres ältesten Sohnes und Problemen im Beruf mit Arbeitskolleginnen. Auf die Frage, ob sie dies nicht als belastend erleben würde, sagt sie, „Die anderen hätten doch schließlich auch solche Probleme und würden damit fertig."

Die Unterscheidung zwischen einer psychoreaktiven und einer psychophysiologischen Insomnie ist wichtig, da sich die Therapien unterscheiden. Schlafstörungen beginnen allerdings oft psychoreaktiv und verselbstständigen sich dann aufgrund von schlafbezogenem Fehlverhalten und Ängsten. Eine psychoreaktive Insomnie kann also in eine psychophysiologische Insomnie übergehen.

Bei einer psychoreaktiven Insomnie sollte folgendermaßen vorgegangen werden:

Therapeutischer Leitfaden bei der psychoreaktiven Insomnie

- Eingehende Exploration des Stressors.
- Aufklärung über den Zusammenhang zwischen Stress, Anspannung und gestörtem Schlaf.
- Sensibilisierung für Stressgrenzen.
- Bearbeitung des Konfliktes (Psychotherapie bzw. Krisenintervention).
- Schlafhygienische Beratung.
- Stimuluskontrolle vermitteln.

Stimuluskontrolle bedeutet, dass das Bett bzw. das Schlafzimmer frei von negativen und emotionalen Erlebnissen gestaltet wird und ist bei dieser Störung sehr wichtig. Schlafhygiene und die Stimuluskontrolle werden in Kapitel 1.3.4 bzw. Kapitel 5.10 eingehend erklärt.

1.3.3 Idiopathische Insomnie

Die idiopathische Insomnie bezeichnet eine Schlafstörung, deren Grund nicht eindeutig ist. Die Patienten berichten typischerweise, seit ihrer Kindheit an Schlafstörungen zu leiden und dass auch der Vater oder die Mutter bereits Schlafstörungen hatten. Sie haben oft eine lange Patientenkarriere, die mit beschwerdefreien Intervallen unterbrochen sein kann. Nicht selten haben diese Patienten bereits alle möglichen Therapien erfolglos versucht. Häufiger besteht ein chronischer Low-dose-Hypnotika-Gebrauch, d. h. Schlafmittel werden in sehr niedriger Dosierung unregelmäßig über die normale Verschreibungsdauer hinaus genommen. Die Therapie ist der klinischen Erfahrung nach eher schwierig. Viele dieser Patienten sind mit einem niedrig dosierten Antidepressivum gut eingestellt, leiden aber trotzdem unter ihrer Insomnie und suchen immer wieder Hilfe. Eine verhaltenstherapeutische Behandlung sollte auf jeden Fall angestrebt werden.

Beispiel:

Frau S. ist 58 Jahre alt und leidet seit ihrer Kindheit unter Schlafstörungen. Während ihres Studiums hatte sie kaum Probleme mit dem Schlaf, nach der Geburt ihres ersten Kindes fingen die Schlafstörungen wieder an. Sie lauschte nachts immer wieder nach dem Kind, auch als dieses schon durchschlief. Mit dem zweiten Kind (ein Schreikind) wurden die Schlafstörungen massiv. Sie hatte von ihrem Arzt regelmäßig Schlafmittel verschrieben bekommen, hatte sich jedoch innerlich immer dagegen gewehrt. Seitdem habe sie alles Mögliche probiert, angefangen von Autogenem Training bis hin zur Akupunktur. Mittlerweile habe sie völlig den Glauben an Heilung verloren. Ihr Schlaf ist überwiegend schlecht, mit vier Stunden Schlaf wäre sie „glücklich".

Gerade diese Patienten sind für das stationäre Gruppenprogramm für Insomniepatienten gut geeignet, da sich hier durch die lange Patientenkarriere oft dysfunktionale Denk- und Verhaltensmuster verfestigt haben („Mir kann ja doch keiner helfen"). Im stationären Gruppenprogramm können diese Kognitionen und Einstellungen effektiv bearbeitet werden, da unter therapeutischer Kontrolle neue Erfahrungen ermöglicht werden (z. B. die Erfahrung, entgegen ihren Erwartungen doch schlafen zu können). Außerdem verhindert die Gruppentherapie ein Vermeidungsverhalten (siehe Kapitel 4.5.2). Bei der idiopathischen Insomnie sollte folgendermaßen vorgegangen werden:

Therapeutischer Leitfaden bei der idiopathischen Insomnie

- Exploration des Krankheitsverlaufs und der Vorbehandlungen.
- Aufklärung über die Möglichkeit einer effektiven Behandlung ohne Medikamente durch Verhaltensänderung.
- Strenge Durchführung einer Bettzeitenrestriktion über zwei bis drei Wochen mit Führung eines Schlafprotokolls.
- Erarbeitung der Funktion von Schlafmitteln.
- Verzicht auf Hypnotika.
- Exploration und Korrektur dysfunktionaler Kognitionen.
- Längere Nachbegleitung.

Die Erfahrung zeigt, dass diese Patienten leider dazu neigen, wieder in alte Verhaltensmuster (längere Bettzeiten, Hypnotikaeinnahme) zurückzufallen. Darum empfehlen sich auch nach der Therapie regelmäßige Kontakte in größeren Abständen.

1.3.4 Insomnie aufgrund mangelnder Schlafhygiene

Diese Form der Insomnie wird durch Verhaltensweisen und Gewohnheiten aufrechterhalten, die den Schlaf verschlechtern.

Exkurs:

Die Schlafhygiene wird leider oft mit der insomniespezifischen Verhaltenstherapie verwechselt. Dabei unterscheiden sich beide Maßnahmen sowohl in ihrer Intention als auch im Umfang der Maßnahmen und letztendlich in der Zielsetzung. Schlafhygienische Maßnahmen bezeichnen ein Mindestmaß an Verhaltensweisen, die als schlafschonend zu bezeichnen wären. Am Beispiel der Zahnhygiene lässt sich dies verdeutlichen. Mit dieser sind Regeln der Pflege gemeint, die einen gewissen Zahnstatus ermöglichen, aber nicht garantieren. Die Unterlassung kann jedoch zu einer Verschlechterung des Zustandes der Zähne führen. Die zahnärztliche Behandlung geht natürlich über die Zahnhygiene hinaus. Genauso garantiert die Einhaltung schlafhygienischer Maßnahmen nicht guten Schlaf, macht das Auftreten von Schlafstörungen jedoch unwahrscheinlich. Die insomniespezifische Verhaltenstherapie ist immer eine Behandlung einer diagnostizierten Schlafstörung. Leider gibt es noch kein Konsensuspapier über Schlafhygiene. So variiert der Katalog an Maßnahmen je nach Autor.

Eine Auswahl schlafhygienischer Regeln ist im folgenden Kasten aufgelistet.

Schlafhygienische Maßnahmen

- Ruhige und gut belüftete Schlafumgebung.
- Wärmende Bedeckung.
- Abdunkeln der Schlafumgebung.
- Bei Bedarf Wecker stellen.
- Nachts nicht auf die Uhr sehen.
- Ausreichende Müdigkeit und Schläfrigkeit beim Zu-Bett-gehen.
- Vermeidung abendlichen Einschlafens (TV-Schlaf, Sofa-Schlaf).
- Ausreichende Aktivität tagsüber.
- Die Bettzeiten sollten dem individuellem Schlafbedürfnis angepasst werden.
- Kein übermäßiger Alkoholkonsum.
- Keine zentral anregenden Substanzen vor der Bettzeit (Koffein, Tee).

- Vermeiden von emotional belastenden Erlebnissen im Bett, wozu schon sorgenvolles Grübeln gehört.
- Kein psychischer Stress kurz vor der Bettzeit.
- Nicht wach und angespannt ins Bett gehen.

Bei gesunden Schläfern führt die Nichteinhaltung dieser Regeln nicht zwangsläufig zu einer Schlafverschlechterung (beispielsweise haben gesunde Schläfer kein Problem, vor dem TV einzuschlafen und anschließend einen ungestörten Nachtschlaf zu haben). Der Verstoß gegen Schlafhygiene-Regeln wird von den Insomniepatienten oft nicht als „schlafschädlich" wahrgenommen, da er ja bei anderen Personen im Umfeld auch beobachtet wird – ohne negative Folgen. Bei Personen, die zu Schlafstörungen neigen, kann die regelmäßige Vernachlässigung von Schlafhygiene jedoch zur Insomnie führen. Zu den häufigsten „Fehlern" gehören zu lange Bettzeiten, die zu einer Abflachung des Schlafes und zu langen Wachzeiten führen kann, da die Bettzeit nicht mehr durch das individuelle Schlafbedürfnis ausgefüllt werden kann.

Beispiel:

Herr R. ist 72 Jahre alt und wacht nach drei bis vier Stunden auf, anschließend kann er nur noch „dösen". Nach seinen Bettzeiten befragt gibt er etwa acht Stunden an. Tatsächlich geht er jedoch schon um 22.00 Uhr ins Bett und bleibt bis 8.00 Uhr liegen. Auch tagsüber gönnt er sich Ruhezeiten im Liegen, so dass er insgesamt auf eine tägliche Liegezeit von über zehn Stunden kommt. Diese Dauer kann täglich nur von wenigen Personen mit gutem und durchgehendem Schlaf ausgefüllt werden. Schlafstörungen sind hier also vorprogrammiert.

Ein weiterer sehr häufiger Fehler ist die Vernachlässigung des Ruhebedürfnisses vor dem Einschlafen, indem mehr oder weniger „durchgearbeitet" wird. Der typische Fall ist z. B. der Lehrer, welcher die späten Abendstunden noch zum Vorbereiten des Unterrichts nutzt und dann gleich ins Bett geht. Bei dieser Form der Insomnie ist die Therapie eindeutig und ergibt sich vorwiegend aus der Vermittlung schlafhygienischer Maßnahmen.

Therapeutischer Leitfaden bei Insomnie aufgrund mangelnder Schlafhygiene

- Schlafprotokoll führen.
- Identifikation schlafinkompatibler Verhaltensweisen anhand des Protokolls.
- Aufklärung über schlafhygienische Maßnahmen.

1.3.5 Insomnie aufgrund von Substanzgebrauch und körperlicher Erkrankungen

Schlafstörungen als Nebenwirkungen von Medikamenten sind keine Seltenheit. Auch Schlafmittel können u. U. bei längerem Gebrauch zu Schlafstörungen führen. Wenn der Patient einen zeitlichen Zusammenhang zwischen der Einnahme von Medikamenten und der Insomnie sieht, sollte in dieser Richtung auf jeden Fall weiter geforscht werden. Dergleichen gilt auch für körperliche Erkrankungen.

Exkurs:

Dass die Gabe von Schlafmitteln zu einer Verschlechterung des Schlafes führt, kann auch daher rühren, dass das Schlafmittel ungewollt eine nicht erkannte zugrunde liegende organische Schlafstörung verschlimmert. Dies wäre z. B. bei Benzodiazepinen und einer schlafbezogenen Atmungsstörung der Fall oder bei Gabe bestimmter Antidepressiva, dem Restless-Legs-Syndrom bzw. periodischen Beinbewegungen im Schlaf. Im Falle eines Nichtansprechens auf niedrig dosierte Antidepressiva bzw. Hypnotika sollte also eine weitere Abklärung der Schlafstörung erwogen werden.

Im Falle eines Verdachts auf eine substanzbedingte Schlafstörung sollte folgendermaßen vorgegangen werden:

Therapeutischer Leitfaden bei Insomnie aufgrund von Substanzgebrauch und körperlicher Erkrankungen

- Falls möglich, sollte die Substanz abgesetzt oder zumindest durch einen anderen Wirkstoff substituiert werden.
- Bei Persistieren von Schlafstörungen trotz der Gabe eines Hypnotikums oder Antidepressivums sollte das Vorliegen einer schlafbezogenen Atmungsstörung bzw. periodischer Beinbewegungen im Schlaf abgeklärt werden.

1.3.6 Insomnie bei Depression

Schlafstörungen sind oft das erste Symptom einer beginnenden Depression. Viele Patienten führen ihre depressiven Verstimmungen auf ihren gestörten und nicht erholsamen Schlaf zurück, somit ist die Differenzialdiagnostik nicht immer einfach. Inwieweit eine unbehandelte Insomnie selber zu Depressionen führen kann, ist noch nicht geklärt (Riemann & Voderholzer, 2003). Neue Daten weisen darauf hin, dass nach Schlafentzug weniger rational und eher emotional auf negative Stimuli reagiert wird. Inwieweit dies auch für chronischen Schlafmangel gilt, ist wissenschaftlich noch abzuklären.

Das hier vorgestellte stationäre Programm ist insbesondere für Insomniepatienten mit möglichen komorbiden Störungen gut geeignet. Da Depressionen und primäre Insomnien im Querschnitt nicht immer eindeutig zu unterscheiden sind, bietet das stationäre Setting in den 14 Tagen einen geeigneten Rahmen zur intensiven Beobachtung und damit zur genaueren Differenzialdiagnostik.

Die Erfahrung zeigt, dass Patienten mit einer Depression im stationären Programm länger benötigen, bevor sie die ersten guten Nächten zeigen. Außerdem äußern sie sich in der Therapie naturgemäß pessimistischer. Wie jedoch bereits wissenschaftlich nachgewiesen ist (Manber et al., 2011), kann auch bei Bestehen einer Depression (solange sie nicht schwerer Ausprägung ist) durch eine KVT-I die Schlafstörung verbessert werden. Die Schlafkonsolidierung kann sogar einen positiven Effekt auf die Stimmung haben. Falls tatsächlich eine Depression diagnostisch gesichert ist, sollte auf jeden Fall auch eine antidepressive Therapie begonnen werden. Dies ist in der Evaluationsphase zu diesem Programm immer wieder vorgekommen und die Patienten konnten die Diagnose einer Depression im Einzelgespräch in der Regel gut akzeptieren.

Beispiel:

Frau U. bemühte sich, alle Therapiemodule umzusetzen. Sie war zu Beginn der Therapie ruhig und nicht so verzweifelt wie einige andere Teilnehmer. Während der Therapie fiel jedoch auf, dass sie im Gegensatz zu anderen Teilnehmern weniger profitierte. Die Entspannung fiel ihr sehr schwer, sie konnte sich kaum konzentrieren und nicht loslassen. Sie versuchte, sich auch an die vereinbarten Bettzeiten zu halten, bemerkte jedoch vor allem morgens extreme Probleme, aus dem Bett zu kommen. Ihre Stimmung wurde während der Therapie schlechter, sie konnte die Hoffnung der anderen nicht teilen. Durch die Therapie konnte der Schlaf etwas verbessert werden. Frau U. merkte jedoch, dass sie etwas „anderes" hatte als die anderen Teilnehmer.

Frau U. ist ein Beispiel einer depressiven Patientin aus der Gruppe. Sie konnte am Ende dazu bewogen werden, den Aufenthalt auf der psychiatrischen Station zu verlängern. Ihre bisherige Medikation mit Trimipramin wurde durch ein anderes Antidepressivum ersetzt.

Bei Verdacht auf Depression sollte Folgendes berücksichtigt werden:

Therapeutischer Leitfaden bei Insomnie bei Depressionen

- Es sollte eventuell eine zusätzliche Testdiagnostik stattfinden.
- Den Patienten sollte eine weitere psychiatrische Betreuung angeboten werden.
- Die Teilnahme an der Gruppentherapie sollte fortgesetzt werden.

Kapitel 2

Psychophysiologische Insomnie

Die psychophysiologische Insomnie (PPI) beschreibt verhaltenstherapeutisch gesehen den Prototyp der behandelbaren Insomnie. In den verschiedenen Krankheitsmodellen (Belanger et al., 2006; Harvey, 2002) lassen sich deutlich Grundelemente erkennen, die die PPI letztendlich als phobische Reaktion auf gestörten Schlaf verstehen lässt.

2.1 Entstehungsmodell der psychophysiologischen Insomnie

Auf den ersten Blick ist die PPI von den anderen Insomnieformen schwer abzugrenzen. Allen Insomnieformen ist letztendlich eine anhaltende Sorge um die Schlaffähigkeit gemeinsam, am ehesten ist die PPI jedoch durch die aufrechterhaltenden Faktoren zu verstehen. Während die Insomnie bei mangelnder Schlafhygiene durch schlafbezogenes Fehlverhalten aufrechterhalten wird oder die psychoreaktive Insomnie durch einen psychischen Konflikt, wird die PPI durch einen Teufelskreis aus gestörtem Schlaf, Angst, erhöhter Selbstbeobachtung und Anspannung aufrechterhalten (vgl. Abb. 1).

Anhand dieser Abbildung ist die PPI vor allem auch für Patienten sehr anschaulich erklärbar. Die Abbildung sollte daher auch bei der Psychoedukation in der Therapie verwendet werden (vgl. Kap. 5.7 und Vorlage auf der CD-ROM).

Theoretischer Ausgangspunkt ist die Erfahrung, schlecht zu schlafen. Diese kann punktuell einmalig sein oder auch mehrere Nächte hintereinander anhaltend passieren. Die dadurch erlebten Konsequenzen am Tage sind in der Regel Müdigkeit, Minderbelastbarkeit, eine erhöhte Fehlerquote und/oder Lustlosigkeit. Diese Phänomene machen jedoch noch keine psychophysiologische Insomnie aus! Diese beginnt mit der Angst, die Kontrolle über den Schlaf verloren zu haben und somit den Folgen der Schlaflosigkeit schutzlos ausgeliefert zu sein. Die Folgen der Schlafstörung werden meist irrational überhöht, d.h. katastrophisiert. Hierzu gehören die verminderte Leistungsfähigkeit („Ich werde meinen Job verlieren“ oder „Ich kann meine Kinder nicht mehr versorgen“) oder die Sorge um die Gesundheit. Wenn Schlaf als Bedingung für Gesundheit und Leistungsfähigkeit gesehen wird, wird die Störung des Schlafs bedrohlich empfunden, in irrationaler Überhöhung auch lebensbedrohlich. „Das kann doch nicht gesund sein, so wenig zu schlafen“ oder „Irgendwann wird mein Körper doch krank davon“ sind häufig geäußerte Befürchtungen, die nicht selten durch Ärzte verstärkt werden. Espie (2006) bietet

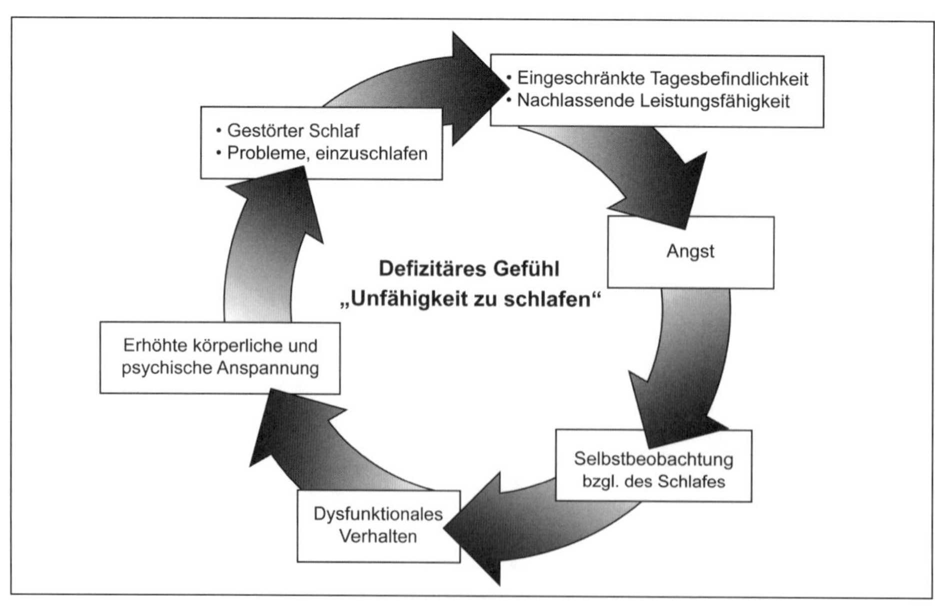

Abbildung 1: Teufelskreis der Insomnie

ein gutes Erklärungsmodell für diese Zentrierung anhand der bekannten Bedürfnispyramide von Maslow.

Je nachdem, wo wir Schlaf in seiner Relevanz für die Aufrechterhaltung unserer Lebensqualität verorten, bekommt die Störung eine andere Bedeutung. Ein Manager sieht unter Umständen Schlaf als Zeitverschwendung an und versucht, mit so wenig Schlaf wie möglich auszukommen. Seine Erfahrung, auch mit wenigen Stunden Schlaf sehr leistungsfähig zu sein, macht ihn sozusagen immun gegen die Entwicklung einer PPI. Wiederum jemand, der guten Schlaf als unabdingbare Bedingung für körperliche Gesundheit sieht, reagiert auf Schlafstörungen empfindlich. Schlaf ist für ihn eine der basalen Bedürfnisse, die befriedigt werden müssen.

Angst führt in der Regel zu einer verstärkten Beobachtung der bedrohlichen Reize und somit zu einer Fokussierung auf den Schlaf. Insomniepatienten sind immer dabei, die äußeren und inneren Bedingungen für ihren Schlaf zu prüfen. Dazu gehören die Beobachtung von äußeren Faktoren, wie z. B. Lärmverhältnisse, und auch innere Befindlichkeiten, wie z. B. Müdigkeit oder wahrgenommener Stress. Dieses prüfende Beobachten kann in einigen Fällen auch übersteigerte Formen annehmen, wie z. B. die Vermutung von Wasseradern als Ursache von gestörtem Schlaf.

Eine Folge der vermehrten Selbstbeobachtung bezüglich der Schlaffähigkeit ist der Verlust der „Natürlichkeit“. Espie hat dies sehr anschaulich in seinem Modell beschrieben: „The argument is that sleep normally is a relatively automatic process. Consequently, it is vulnerable, and may be inhibited, by focused attention and by direct attempts to control its expression“ (Espie, 2006, S. 215). Die Erfahrung, dass normale Prozesse wie z. B. Gehen bei verstärkter Aufmerksamkeit und Kontrolle auf einmal zum Balancieren werden können, ist nachvollziehbar. Bei der Insomnie steigt durch die Selbstbeobachtung und verstärkte Aufmerksamkeit die kognitive und körperliche Anspannung und erschwert so das entspannte Einschlafen. Ein besonderes Symptom der Selbstbeobachtung ist folgende häufig berichtete Erfahrung:

Beispiel:

Frau X. verspürt manchmal am späten Abend eine starke Müdigkeit, die so stark ist, dass sie sich kaum wach halten kann. Sie beeilt sich dann, rasch ins Bett zu kommen. Sobald sie ihren Kopf auf das Kopfkissen legt, ist sie wieder hellwach und kann dann nicht einschlafen.

Anhand dieses Beispiels wird deutlich, wie sehr die Selbstbeobachtung eine Erwartungshaltung („Ich bin doch müde, jetzt müsste es doch eigentlich klappen!“) produziert, die dann die Entspannung, das „Sich-Fallenlassen“ und somit das Einschlafen unmöglich macht. Aus diesen und ähnlichen Erfahrungen entstehen dysfunktionale Kognitionen, wie z. B. „Egal wie müde ich bin, ich kann nicht schlafen“. Morin entwarf einen Fragebogen zur Messung vorhandener dysfunktionaler Einstellungen (Morin et al., 2007). In Kapitel 5.8. wird näher darauf eingegangen.

Der Zusammenhang zwischen gestörtem Schlaf und Folgen für die Gesundheit und die Leistungsfähigkeit ist für die Patienten offensichtlich und wird in seinem Wahrheitsgehalt nicht hinterfragt.

Exkurs:

Die Grenze zwischen dysfunktionalen Kognitionen und Aberglauben ist manchmal verschwommen. Ein gutes Beispiel ist der Glaube an den schlafstörenden Effekt von Vollmond auf gestörten Schlaf. Auch viele Schlafgesunde sind der Meinung, dass ihre schlechten Nächte dem Vollmond geschuldet sind. Die Erklärung dafür ist recht einfach: Besondere Ereignisse im zeitlichen Zusammenhang mit Befindlichkeitsstörungen werden eher abgespeichert als banale. Man kann sich also eher an drei durchwachte Vollmondnächte erinnern als an 20 Nächte, in denen man „nur“ wach gewesen ist. Der kausale Zusammenhang ist also v. a. ein Effekt verstärkter Aufmerksamkeit und wird – wie in diesem Fall – sogar gesellschaftlich akzeptiert.

Die beschriebenen Faktoren, Selbstbeobachtung und dysfunktionale Kognitionen, führen zu einer negativen Erwartung bezüglich des eigenen Schlafes. Insomniepatienten nehmen sich diesbezüglich oft als Versager wahr, sie sind subjektiv sozusagen „unfähig“, normal zu schlafen. Diese Selbstsicht führt im Zusammenhang mit den befürchteten Konsequenzen zu einer erhöhten Anspannung, in der Fachliteratur auch als Hyperarousal bezeichnet. Diese Anspannung kann Schlaf trotz großer Müdigkeit verhindern. Das schlechte Einschlafen ist somit also vorprogrammiert. Der Teufelskreis schließt sich.

Die Zentrierung auf den gestörten Schlaf führt in der Regel dazu, dass andere Problemfelder als Folge davon gesehen werden (z. B. schwierige Partnerschaft oder Probleme bei der Arbeit). So muss zunächst gut geschlafen werden, bevor man sich Gedanken über die Zukunft, schwierige Arbeitsbedingungen oder die Lösung von Eheproblemen machen kann. Die Überwertigkeit des Schlafes kann so weit gehen, dass bestehende psychosoziale Belastungsfaktoren als solche nicht mehr wahrgenommen werden können. Dies ist auch der Grund, warum viele Patienten zu Beginn der Therapie nicht über ihre sonstigen Probleme sprechen wollen. Ein etwaiger Zusammenhang ist für sie nicht transparent.

Beispiel:

Frau X. berichtet auf Nachfragen, dass sie eigentlich keine Probleme mit ihrer Familie habe, eben nur die üblichen. Auch bei der Arbeit sei alles in Ordnung. Sie sei nur eben immer sehr müde, darum könne sie sich schlecht konzentrieren und mache viele Fehler. Der gestörte Schlaf sei das Hauptproblem.

Bei längerer Dauer der Insomnie kann eine Art Habituation stattfinden. Die Patienten berichten dann, keine Angst mehr davor zu haben, nicht richtig schlafen zu können, dies sei nur „am Anfang so gewesen“. Die Angst wird jetzt nur noch als Daueranspannung erlebt.

Beispiel:

Frau X. berichtet in der Gruppensitzung, sie habe solche Angst nicht mehr, sie habe die Schlafstörung ja schon so lange. Auf die Frage, warum sie ihre Tablette dann nicht einfach weglasse, antwortet sie rasch, das Schlimmste was ihr passieren kann, ist, nicht zu schlafen. Im Laufe der Sitzung stellt sie fest, dass sie ihre Angst einfach nicht mehr gespürt hatte.

2.2 Symptomatik

Vor dem Hintergrund des beschriebenen Entstehungsmodells werden die Symptome der psychophysiologischen Insomnie verständlich.

Kernsymptom der Insomnie ist Angst, nie wieder richtig schlafen zu können und auf unabsehbare Sicht an den Konsequenzen dieser Schlafstörung zu leiden. Alle Symptome, so wie sie im Folgenden beschrieben werden, sind aus dieser Grundangst verständlich und ableitbar. Die Wirksamkeit der Verhaltenstherapie besteht genau darin, diese Angst abzubauen und dem Patienten die Kontrolle über den Schlaf wieder zu geben.

In der ICSD-2 sind die Symptome für die psychophysiologische Insomnie beschrieben (vgl. Kasten).

Kriterien der Psychophysiologischen Insomnie nach ICSD-2

A. Die generellen Kriterien einer Insomnie sind erfüllt:
- Probleme einzuschlafen, durchzuschlafen oder zu früh zu erwachen, oder der Schlaf ist nicht erholsam oder von minderer Qualität.
- Die beschriebenen Schlafprobleme treten trotz guter Umgebungsbedingungen auf.
- Mindestens eines der folgenden Zeichen alltäglicher Beeinträchtigung infolge der Schlafprobleme werden vom Patienten genannt:
  - Fatigue oder Abgespanntsein
  - Aufmerksamkeits-, Konzentrations- oder Gedächtnisstörungen
  - Soziale oder berufliche Verschlechterung oder schlechte schulische Leistung
  - Verstimmungen oder Stimmungsschwankungen
  - Tagesmüdigkeit
  - Motivations- oder Antriebsstörung
  - Erhöhte Auftretenswahrscheinlichkeit für Fehler oder Unfälle bei der Arbeit oder beim Fahren
  - Anspannung, Kopfschmerzen oder gastro-intestinale Symptome als Folge der Schlafprobleme
  - Sorgen oder vermehrtes Grübeln wegen des Schlafes

B. Die Insomnie besteht mindestens seit einem Monat.

C. Es besteht der Hinweis auf ein konditioniertes Schlafproblem und/oder auf ein erhöhtes Arousalniveau im Bett aufgrund eines oder mehrerer der folgenden Kriterien:
- Exzessives Focussieren auf und vermehrte Ängste wegen des Schlafes.
- Probleme, im Bett zur erwünschten Bettzeit oder bei geplanten Naps einzuschlafen, aber keine Probleme während mono-

toner Aktivitäten einzuschlafen oder wenn Schlaf nicht beabsichtigt war.
- Fähigkeit, außerhalb der gewohnten Umgebung besser zu schlafen.
- Psychische Hypererregtheit im Bett welches durch bohrendes Grübeln oder ein vermeintliches Nicht-abschalten-können charakterisiert ist.
- Erhöhte körperliche Anspannung im Bett bemerkbar durch die antizipierte Unfähigkeit, den Körper so zu entspannen, dass Schlaf möglich wird.

D. Die Schlafstörung kann weder durch eine andere Schlafstörung, eine internistische oder neurologische, psychiatrische Störung, noch durch Medikamenteneinnahme oder den Abusus anderer Substanzen erklärt werden.

Im Folgenden werden klinisch relevante Symptome genauer beschrieben.

2.2.1 Gestörter Schlaf

Der Schlaf von Insomniepatienten ist meist schon beim Einschlafen gestört. Die Patienten berichten typischerweise davon, dass sie „wach" sind, sobald sie sich hinlegen, unabhängig davon, wie müde sie vorher gewesen sind. Ein Patient beschrieb das gestörte Einschlafen als ob „seine Festplatte beim Runterfahren arretiert" sei.

Das Kernproblem beim gestörten Einschlafen ist jedoch nicht ein Grübeln über aktuelle Probleme, in diesem Falle wäre es eine psychoreaktive Störung (vgl. Kap. 1.2.2). Es ist vielmehr eine für den Patienten nicht nachvollziehbare Hemmung, in den Schlaf zu fallen. Diese Hemmung besteht unabhängig von Aktivitäten oder Anstrengungen am Tage und wie in der ICSD-2 beschrieben auch unter optimalen Bedingungen. Die Einschlafstörung kann auch während der Nacht nach spontanen Aufwachreaktionen zu stundenlangem Wachliegen führen.

Auch tagsüber gelingt es diesen Patienten nicht, verlorenen Schlaf nachzuholen. Ungewolltes Einnicken kann als Folge von Schlafmangel in monotonen Situationen vorkommen, ist in der Regel jedoch kein Ergebnis einer positiv erlebten Schlafbereitschaft. Das ungewollte Einschlafen wird von den Insomniepatienten nicht als erholsam, sondern als bedrohlich beschrieben, da sie hierin ein Resultat ihrer permanenten Übermüdung sehen.

Beispiel:

Frau X. erzählt, dass sie oft wegen ihrer schlechten Nächte so müde sei, dass sie schon während der Hausaufgabenbetreuung ihrer Kinder eingeschlafen sei. Dies habe sie dann so alarmiert, dass sie ärztliche Hilfe aufgesucht habe.

Es gibt jedoch auch Patienten, die von „guten Phasen" berichten, in denen sie teilweise wochenlang erholsam und ausreichend schlafen können, bis „von einer Nacht zur anderen" die Schlafstörung wieder beginnt. Dieses Wiederauftreten der Schlafstörung erleben viele Patienten wie einen „Rückfall in ein chronisches Leiden". Wenn sie sich die „gute Phase" nicht erklären können (z. B. durch Abwesenheit eines Stressors) verstärkt sich so ihre Hilflosigkeit.

Schlafen Insomniepatienten wirklich schlechter als Gesunde? Insomniepatienten brauchen in der Tat länger zum Einschlafen und haben vermehrte Schlafunterbrechungen (Carskadon et al., 1976). Dies spiegelt sich jedoch nicht immer im aktuell gemessenen Schlaf wider. Die Schlafqualität zeigt bei Insomniepatienten eine große Varianz und rangiert von wenigen Minuten Schlaf bis zu einem relativ ungestörten Schlafablauf. Es gibt also keinen typischen polysomnographischen Befund. Hinzu kommt, dass die Wahrnehmung des Schlafes vom objektiv gemessenen Schlaf erheblich abweichen kann (Hauri & Olmstead, 1983). Dies kann bis zur Schlafwahrnehmungsstörung gehen, wo der erlebte Schlaf als solcher nicht mehr wahrgenommen werden kann (siehe Kap. 1.2.1).

„Wenn ich die Kabel alle sehe, kann ich bestimmt überhaupt nicht schlafen". Ein typischer Satz, den Insomniepatienten äußern, sobald man ihnen das Schlaflabor zeigt. Dabei schlafen Patienten unter polysomnographischen Bedingungen oftmals besser als sie es erwarten. Dieses Phänomen verdeutlicht gut die phobischen Aspekte der Störung. In dem Moment, wo der Patient das Gefühl hat, dass er nicht gut schlafen muss (er also quasi „zeigen kann, wie schlecht er schläft") fällt der übliche Druck ab und er entspannt sich. Die Patienten zeigen dann einen Erschöpfungsschlaf bedingt durch die Anspannung der letzten Tage im Vorfeld der Therapie. Hauri hat diesen „Reversed Nnight"-Effekt im Gegensatz zum „First Night"-Effekt, in dem der Schlaf in der ersten Ableitenacht im Schlaflabor schlechter ist, bereits beschrieben (Hauri & Olmstead, 1989).

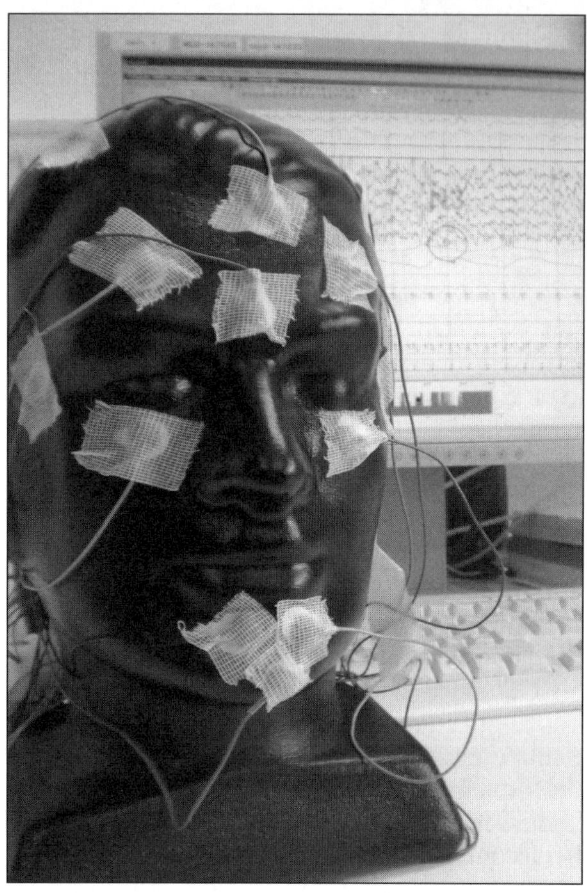

Abbildung 2: Verkabelter Mensch

2.2.2 *Tagesbefindlichkeit: müde, aber nicht schläfrig*

Die gestörte Tagesbefindlichkeit ist bei Insomniepatienten nicht mit der Schläfrigkeit nach partiellem Schlafentzug vergleichbar. Die Patienten berichten eher von einer Erschöpfung und Unruhe zugleich. Obwohl sie sehr müde sind, bleiben sie relativ leistungsfähig und können ihre Alltagsaufgaben relativ gut bewältigen. Dies wird jedoch als anstrengend und quälend erlebt.

Das Problematische an der insomnischen Müdigkeit ist der fehlende Übergang zur Schläfrigkeit. Die Patienten berichten, dass sie trotz starker Müdigkeit den fehlenden Schlaf nicht nachholen können. Man weiß aus Untersuchungen, dass die Einschlafneigung bei Insomniepatienten am Tage im Vergleich zu partiell Schlafdeprivierten Gesunden gestört ist (Bonnet & Arand, 1996). Auch ist die Fehlerhäufigkeit bei Insomniepatienten geringer als es der objektiv wenige Schlaf erwarten lässt (Shekleton et al., 2010). Der Grund hierfür wird in dem sogenannten Hyperarousal gesehen (s. u.), welches einer müdigkeitsbedingten Verlangsamung entgegenwirkt. Dennoch, für die meisten Patienten ist die Müdigkeit und damit verbundene Mattigkeit ein fast unerträgliches Gefühl.

Beispiel:

Frau L. berichtet: „Sie können es sich nicht vorstellen, wie schrecklich ich mich nach einer fast durchwachten Nacht fühle. Ich bin hoffnungslos, weinerlich und zu nichts zu gebrauchen. Um dieses Gefühl zu vermeiden, nehme ich Schlaftabletten."

Das Befinden nach einer gut geschlafenen Nacht kontrastiert deutlich zu dem nach schlechten Nächten, die Patienten sind dann wie „ausgewechselt". Nicht selten können Patienten ihre letzte gute Nacht und den darauffolgenden Tag als besonders positives Erlebnis lebendig schildern.

Diese Schwankung der Befindlichkeit und Stimmung in Abhängigkeit vom vorangegangenen Schlaf ist gerade im Hinblick auf die Abgrenzung zur Depression ein wichtiges differenzialdiagnostisches Symptom. Insomniepatienten können in ihrer Stimmung und in ihrem Antrieb sehr schwanken, je nachdem wie sie geschlafen haben.

2.2.3 *Fokussierung auf den Schlaf*

Schon bei der Beschwerdeschilderung fällt auf, dass sich alles um den Schlaf dreht. Ähnlich wie der Schmerz bei Schmerzpatienten oder das Ohrgeräusch bei Tinnituspatienten wird die Schlafstörung oft als Grund „allen Übels" präsentiert. Vor allem depressive Verstimmungen werden auf den gestörten Schlaf attribuiert, was die Differenzialdiagnostik zwischen Depression und Insomnie erschweren kann.

Die Fokussierung auf den Schlaf macht sich auf verschiedenen Ebenen bemerkbar: Zum einen in der eingehenden Schilderung der Schlafstörung und den damit verbundenen unangenehmen Konsequenzen, zum anderen durch die in der Regel häufigen Behandlungsversuche. Insomniepatienten lassen oft nichts aus, um den Schlaf zu verbessern. Sie stellen ihre Lebensgewohnheiten um, verzichten beispielsweise auf abendliche soziale Aktivitäten, essen früher am Abend oder trinken keinen Alkohol mehr. Zur Fokussierung auf den Schlaf gehört auch die besondere Aufmerksamkeit, die vermeintlichen äußeren und inneren Ursachen für schlechten Schlaf geschenkt wird. Die verstärkte emotionale Sensibilität für schlafbezogene Items konnte inzwischen gut belegt werden (Spiegelhalder et al., 2008) und wird in der Literatur als „Attentional Bias" beschrieben. Was ist hiermit gemeint? So wie auch bei anderen phobischen Störungen (z. B. Essstörungen) wird den Umständen, Ereignissen oder auch einfach Hinweisreizen, die den normalen Schlaf vermeintlich bedrohen könnten, unbewusst eine ganz besondere Aufmerksamkeit geschenkt.

Beispiel:

Eine immer wiederkehrende Frage zu Beginn der stationären Gruppentherapie ist die Frage nach einem Einbettzimmer. Den Patienten scheint es schier unmöglich, unter der Bedingung „Schlaf mit einer fremden Person im Zimmer, die womöglich noch schnarcht" zu schlafen. Der ohnehin schlechte Schlaf würde sich unter diesen Umständen vermeintlich verschlechtern.

Da sich durch die verstärkte Aufmerksamkeit auf schlafbezogene Reize, die Schlafstörung aufrechterhalten wird, ist ein Ziel in der Therapie, dieses Verhalten abzubauen.

2.2.4 Irrationale Überzeugungen

Irrationale Überzeugungen bezüglich der Schlafstörung sind typische Merkmale einer psychophysiologischen Insomnie (Morin et al., 1993). Es gibt mittlerweile zahlreiche Untersuchungen zur Bedeutung dieser irrationalen Einstellungen (Morin et al., 2007; Edinger & Wohlgemuth, 2001), die als aufrechterhaltende Faktoren für die Schlafstörung bewertet werden. Diese Überzeugungen entstehen aus einer selektiven Wahrnehmung negativer Erfahrungen mit gestörtem Schlaf und nicht selten aus pseudowissenschaftlicher Literatur. Sie werden meist nur verbalisiert, wenn die Betroffenen direkt darauf angesprochen werden.

Beispiel:

Eine Patientin berichtet, ihr Arzt hätte gesagt, es sei kein Wunder, dass sie so häufig krank sei. Schlafmangel belaste schließlich das Immunsystem. Eine andere Patientin hat gelesen, dass zu wenig Schlaf dumm mache. Da ihr Vater an einer Demenz leide, mache sie sich nun Sorgen.

Diesen „Wahrheiten" sind die Patienten sprichwörtlich ausgesetzt, da sie vor allem medial häufig vermittelt werden. Da ihnen die Möglichkeit fehlt, selbstständig den Schlaf zu verbessern, sind sie verunsichert und fühlen sich in ihrer Hilflosigkeit alleingelassen. Die Überzeugungen werden also nicht mehr hinterfragt.

Einige Beispiele für irrationale Überzeugungen sind im Kasten auf Seite 81 aufgelistet.

2.2.5 Erhöhte Anspannung

Auch wenn Insomniepatienten äußerlich ruhig sind, berichten viele auf Nachfragen von einer inneren Unruhe und Unfähigkeit zu entspannen. Einige beschreiben diese Unruhe als „Nicht-loslassen können", wobei sich die Anspannung hier auf der kognitiven Ebene zeigt. Die Anspannung bei Insomniepatienten ist nicht der inneren Anspannung von Depressiven im Sinne einer Antriebssteigerung gleichzusetzen, vielmehr fehlt das Gefühl, „runter zu kommen" und innerlich zu ruhen. Viele Patienten machen auch deswegen oft frustrierende Erfahrungen mit Entspannungsübungen, vor allem mit Autogenem Training, oder können die erfahrene Entspannung nicht in den Alltag transferieren.

Die Anspannung wird als insomnietypisches Hyperarousal beschrieben und ist in mehreren Untersuchungen auch physiologisch nachweisbar (Bastien et al., 2008). Das eindrücklichste Symptom des Hyperarousals ist, dass Insomniepatienten typischerweise, trotz nachweislich deutlich gestörten Nachtschlafes, den Schlaf tagsüber nicht nachholen können (s. Kap. 2.2.1).

Die Ursachen des Hyperarousals sind noch nicht geklärt. Diskutiert wird eine Interaktion zwischen einer genetischen Vulnerabilität für ein Ungleichgewicht der schlafinduzierenden Mechanismen und dysfunktionalem insomniefördernden Verhalten (Riemann et al., 2010). Das in Abbildung 1 dargestellte Modell (vgl. Kapitel 2.1), in dem das Hyperarousal als Epiphänomen von erhöhter chronischer Besorgnis zu sehen ist, eignet sich gut für den Zweck der Psychoeduktion in der Therapie.

Ziel der Therapie ist hier durch Angstreduktion und gezielte Entspannungsübungen wieder Vertrauen in die eigene Entspannungsfähigkeit zu erreichen und somit das Hyperarousalniveau zu senken.

2.2.6 Hilflosigkeit und Schonhaltung

Die Frage: „Können Sie den verlorenen Schlaf am nächsten Tag nachholen, wenn Sie sich hinlegen?" trifft eines der Kernsymptome, nämlich die erlebte Hilflosigkeit. Diese resultiert aus dem Gefühl, nicht mehr regulierend in den Schlaf-Wach-Rhythmus eingreifen zu können. Viele Patienten haben die Erfahrung gemacht, dass sich der Schlaf unabhängig von den Tagaktivitäten einstellt oder auch nicht und können keine Zusammenhänge mehr feststellen. Bei chronisch Schlafgestörten erlebt man nicht selten eine Art Resignation: „Mir kann ja doch keiner mehr helfen."

Beispiel:

Frau H. berichtet von einem Bergurlaub. Hier hatte sie erlebt, dass sie trotz sehr anstrengender Bergtouren nachts nicht in den Schlaf finden konnte. Sie konnte es einfach nicht begreifen, dass sie als einzige in der Hütte nachts wach geblieben ist.

Es entsteht das Gefühl, dem gestörten Schlaf „ausgeliefert" zu sein, der damit verbundene Kontrollverlust wird als bedrohlich empfunden. Ein hartnäckiges und mitunter verzweifeltes Hilfesuchverhalten ist Folge davon (s. u.).

Um den wenigen Schlaf zu schützen, verfallen viele Insomniepatienten in eine Art Schonhaltung. Ähnlich wie bei einem manifesten Infekt oder einer anderen körperlichen chronischen Erkrankung wird versucht, den Körper so weit wie möglich zu schonen. Dazu gehören vor allem die Vermeidung von psychischem oder körperlichem Stress, aber auch lange Bettzeiten. Die Folge davon können mangelnde soziale Stimulation und Aktivität sein, was wiederum den Schlaf verschlechtert.

Beispiel:

Ein junger Patient berichtet, dass er im Gegensatz zu seinen Studienkollegen abends kaum noch aus dem Haus gehe. Er versuche wirklich um 22.00 Uhr im Bett zu sein, da er sonst noch weniger Schlaf bekomme. Der soziale Rückzug belaste ihn und seine Freundschaften, aber der Schlaf sei ihm wichtiger.

Frau G. berichtet, alles in ihrem Leben hat sich um den Schlaf gedreht. Die Kinder sollten die Türen leise zumachen, es sollte abends nicht mehr gestritten werden, sie konnte mit ihrem Mann kein Schlafzimmer mehr teilen und Reisen, wie z. B. Zelttouren, waren „ein Ding der Unmöglichkeit". Nach der Therapie wurde Frau G. bewusst, wie sehr sie auch ihre Familie in ihre Schonhaltung mit einbezogen hatte.

Ziel der Therapie ist, durch die Vermittlung von Erfolgserlebnissen die Hilflosigkeit zu reduzieren. Dazu muss der Patient motiviert werden, die Schonhaltung aufzugeben, was in der Regel mit Widerständen verbunden ist. Das Überwinden genau dieser Widerstände ist einer der schwierigsten Aspekte der Therapie und genau hier zeigt sich einer der wesentlichen Vorteile des stationären Settings.

2.2.7 Hilfesuchverhalten

Insomniepatienten fallen im Gegensatz zu anderen Patienten oft durch ein sehr forderndes Hilfesuchverhalten auf, welches vor dem Hintergrund der gefühlten Hilflosigkeit und Besorgnis verständlich ist. Sie haben in der Regel eine hohe Therapiemotivation für nicht medikamentöse Verfahren. Keine Anstrengung erscheint zu hoch, um das lästige Schlafproblem loszuwerden. So ist es nicht ungewöhnlich, dass Patienten lediglich für ein Erstgespräch in der Schlafambulanz weite Anfahrtswege in Kauf nehmen.

Beispiel:

Ein Insomniepatient stellte einmal seinen Reisekoffer in unserem Ambulanzzimmer ab, er berichtete, er sei nur wegen des Ambulanzgespräches 300 km weit angereist. Er meinte, er würde noch viel weiter anreisen, wenn es seinem Schlaf helfen würde.

Diese Therapiemotivation speist sich letztendlich aus den Ängsten, die mit der Schlafstörung und vor allem mit den antizipierten Konsequenzen verbunden sind. Dennoch besteht oft Motivationsbedarf bezüglich der Umsetzung neuer Verhaltensregeln. Viele Patienten hegen nicht zuletzt aufgrund verschiedener fehlgeschlagener Therapieversuche oft großes Misstrauen gegenüber neuen Maßnahmen. Alles was dem schon wenigen Schlaf abträglich sein könnte, wird oft ängstlich ablehnend bewertet. So wollen Insomniepatienten im Vorfeld einer Therapie schon sehr genau wissen, was auf sie zu kommt.

Beispiel:

Herr R., 50 Jahre, Ingenieur in leitender Position, ist durch seine Schlafstörung extrem beeinträchtigt. Er trage in seiner Arbeit viel Verantwortung und könne sich Müdigkeit und damit eine erhöhte Fehlerrate nicht leisten. Er hat bereits „alles" versucht und auch schon verschiedene Bücher zu diesem Thema gelesen. In seiner Verzweiflung nehme er jetzt ein Schlafmittel, welches er gerne wieder loswerden wolle. Er könne damit zwar besser schlafen, wolle es aber nicht auf Dauer nehmen. Er war bereits in einer psychosomatischen Klinik, dort sei man auf sein Schlafproblem jedoch kaum eingegangen. Er möchte „so etwas nicht nochmals erleben", er will jetzt „endlich von einem Profi behandelt" werden. Herr R. wirkt während des Erstgespräches leicht gereizt, fordernd und ungeduldig.

Viele Patienten haben bereits eine Patientenkarriere mit Einnahme verschiedener Antidepressiva und Hypnotika hinter sich. Nicht selten wurden bereits Techniken wie Bettzeitenrestriktion oder Entspannungsverfahren ausprobiert, meist falsch und somit ohne Erfolg. Die Enttäuschung über fehlgeschlagene Behandlungsversuche mündet oft in eine schon fast misstrauische und andererseits fordernde Grundhaltung gegenüber neuen Therapeuten.

Beispiel:

Ein Patient wurde in unser Schlaflabor von der Neurologie im Hause überwiesen, wo er sich wegen seiner Schlafstörungen vorgestellt hatte. Er bestand darauf, gleich von einem unserer Therapeuten gesehen zu werden und wollte vorher nicht gehen. Er begründete dies damit, dass er wegen des fehlenden Schlafes am Ende sei.

Um so kooperativer sind sie, wenn sich die ersten Erfolgserlebnisse in der Therapie einstellen. In der Regel verändert die dadurch erfahrene Erleichterung das psychopathologische Gesamtbild erheblich zum Positiven.

Insgesamt zeigen Insomniepatienten ein relativ typisches Symptomprofil.

Kapitel 3

Therapieziele und -indikation

3.1 Therapieziele

Wie bisher dargelegt, ist ein Großteil der Symptome der psychophysiologischen Insomnie (PPI) auf Angst zurückzuführen und wohl deshalb hat sich auch hier die Verhaltenstherapie als effektiv erwiesen. Primäres Ziel der Therapie ist also nicht die rasche Herstellung eines normalen Schlafablaufes, dies könnte durch die einfache Gabe eines Hypnotikums gewährleistet werden und bedürfte keiner elaborierten Therapieform. Zielsetzung ist vielmehr, dem Patienten Strategien zur eigenständigen Bewältigung seiner Beschwerden zu vermitteln, die er auch über das Ende der aktuellen Therapie hinaus einsetzen soll. Nicht die kurzfristige Verbesserung des Schlafes, sondern das Erlernen effektiver Umgangsstrategien mit gestörtem Schlaf hat Priorität. Erst wenn der Patient gelernt hat, eigenständig Kontrolle über seine Schlafqualität wiederzugewinnen, können die zentralen Symptome wie Angst vor der Schlaflosigkeit, Fokussierung auf den Schlaf und das Hyperarousal abgebaut werden. Dies dauert in der Regel 2–3 Wochen, da der Körper sich auch physiologisch umstellen muss. Es wird in der Therapie also kein Schalter umgelegt, der „alles wieder gut macht“, der Patient lernt vielmehr, sein Verhalten und Denken so zu ändern, dass der natürliche Schlaf wieder eine Chance hat.

Vergegenwärtigen wir uns das Modell vom Teufelskreis der Insomnie (vgl. Abb. 1), geht es in der stationären Therapie nicht nur darum, diesen lediglich zu unterbrechen, sondern dem Patienten „Werkzeuge“ an die Hand zu geben, ihn gar nicht wieder erst entstehen zu lassen. Die insomniespezifische Verhaltenstherapie ist somit nicht nur kurativ, sondern auch eine effektive Methode, Chronifizierungs- bzw. Rückfalltendenzen vorzubeugen.

Die Ziele der Therapie sind im folgenden Kasten dargestellt.

Ziele der Therapie:

- Erlernen effektiver nicht medikamentöser Methoden, welche die Schlafqualität steigern.
- Verbesserung der Schlafwahrnehmung.
- Aufbau eines gesunden Schlaf-Wach-Rhythmus.
- Aufbau einer Entspannungsfähigkeit.
- Abbau schlafbezogener Ängste.
- Abbau dysfunktionaler Einstellungen bezüglich des Schlafs.
- Abbau schlafbezogener Fokussierung.
- Medikamentenkarenz.
- Rückfallprophylaxe.

3.1.1 Erlernen effektiver schlaffördernder Methoden

An erster Stelle steht hier die Bettzeitenrestriktion mit Erhöhung des Schlafdrucks gefolgt von der Stimuluskontrolle und Entspannung. Bei der Vermittlung dieser Methoden ist vor allem das Verständnis der Theorie dahinter wichtig. Nur wenn die Patienten verstanden haben, was die Bettzeitenrestriktion physiologisch bewirkt und welche psychologischen Veränderungen die Stimuluskontrolle zur Folge haben, ist die Motivation groß genug, diese schwierigen Module auch umzusetzen. Die Patienten sollen die Methoden also verstehen und kontrolliert erproben (vgl. auch Kap. 5.6).

3.1.2 Verbesserung der Schlafwahrnehmung

Da Insomniepatienten oft ihren Schlaf unterschätzen, ist die Aufklärung und Verbesserung der Schlafwahrnehmung ein wichtiger Bestandteil der KVT-I. Gleich zu Beginn der Therapie wird zwischen dem physiologisch messbaren (dem sogenannten objektiven Schlaf) und dem subjektiven Schlaf unterschieden. Dies passiert vor allem durch die Aufklärung über die individuell erhobenen polysomnographischen Daten und dem Vergleich mit den subjektiven Schlafdaten, aber auch in Edukationssitzungen über die Schlafregulation allgemein. Die Patienten sollen ihre Schlafwahrnehmung kennen und verbessern lernen (vgl. auch Kap. 5.3).

3.1.3 Aufbau eines gesunden Schlaf-Wach-Rhythmus

Die Patienten berichten oft, dass sie tagsüber nicht mehr richtig wach sind und nachts nicht mehr tief schlafen können. Anstatt dagegen anzugehen, verfallen viele in eine „Schonhaltung[1]“ mit verlängerten Bettzeiten und verminderter Aktivität. Vielen ist nach einiger Zeit auch das gewohnte Aktivitätspensum nicht mehr möglich. Diese Nivellierung der zirkadianen Ruhe-Aktivitäts-Amplitude, soll durch gezielte Aktivierung und Entspannung wieder normalisiert werden (vgl. Abb. 3). Dies hat zum einen den Sinn, sie aus der Schonhaltung herauszuholen und soll natürlich helfen, den Schlafdruck mit aufzubauen.

Die Aktivierung wird durch Lichttherapie und Bewegungstherapie erreicht. Gezieltes Einüben von Entspannung verstärkt das Ruheempfinden in den ultradianen Tiefs. Auch hier ist die Edukation über chronobiologische Grundlagen ein wesentlicher Bestandteil (vgl. auch Kap. 5.11).

3.1.4 Aufbau von Entspannungsfähigkeit

Das Hyperarosual als zentrales aufrechterhaltendes Moment der PPI verhindert den Übergang von Müdigkeit in den Schlaf und verstärkt schlafbezogene Ängste. Die Patienten lernen in der Therapie, ihre Entspannungsfähigkeit unter Berücksichtigung chronobiologischer Gesetzmäßigkeiten zu verbessern und so auf natürliche Weise wieder in den Schlaf zu kommen. Ziel ist, dass sie die positiven Effekte der Entspannung nicht nur erfahren, sondern auch lernen, diese kontrolliert einzusetzen (vgl. auch Kap. 5.11).

3.1.5 Abbau schlafbezogener Angst

Die psychophysiologischen Insomnie wird nicht zuletzt durch Angst aufrechterhalten. Dieser Angst sollen sich die Patienten in der Therapie stellen, indem sie ihre bisherigen Vermeidungsmuster (Medikamente, Schonhaltung) aufgeben und sich auf die aktive Bearbeitung (vor allem die Bettzeitenrestriktion) einlassen. Durch die gesteuerte positive Erfahrung mit dieser Methode wird eine eigenständige Bewältigung erlebt. Die Angst vor dem Kontrollverlust über die Schlaffähigkeit kann so abgebaut werden.

3.1.6 Abbau dysfunktionaler Einstellungen

Die dysfunktionalen Kognitionen (z. B. „Mit mir stimmt was nicht“) beziehen sich einerseits auf die eigene Schlaffähigkeit andererseits auch auf den „richtigen“ Umgang mit Schlaf („Der Schlaf vor Mitternacht ist der beste“). In der Therapie werden grundlegende Informationen über die Schlaf-Wach-Regulation, Schlafstörungen, die Behandlungsmethoden und ihre Wirkweise gegeben. Darüber hinaus wird speziell auf die typischen Kognitionen der PPI eingegangen. Die meisten Patienten sind sich der Dysfunktionalität ihrer Gedanken nicht bewusst und lernen nun, dass ein großer Teil ihrer Schlafstörung durch diese Fehlannahmen aufrechterhalten wird. Nur

1 Eine aus ängstlicher Vermeidung heraus gespeiste Einstellung und grundlegendes Verhaltensmuster, die/das dazu führt, dass alles vermieden wird, was dem Schlaf vermeintlich schaden könnte (z. B. lange Partys oder abendlicher Streit).

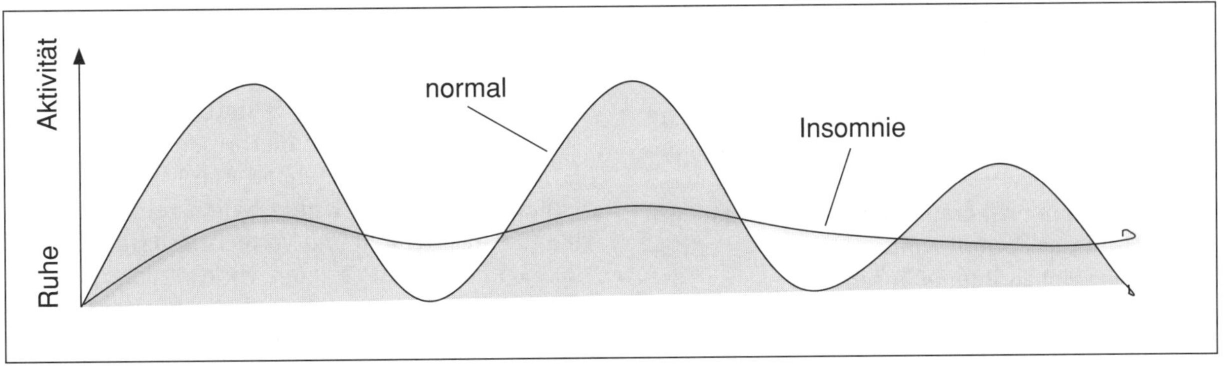

Abbildung 3: Ruhe-Aktivitäts-Kurve: Insomnie in Abweichung der Norm

ein ausführliches Wissen über den Schlaf und die Schlafstörungen kann langfristig eine gesunde Rückfallprophylaxe bilden (vgl. auch Kap. 5.9).

3.1.7 Abbau schlafbezogener Fokussierung

Ziel ist hier, den Patienten mit seiner Fokussierung auf den Schlaf zu konfrontieren und ihm die negativen Konsequenzen (Störung des natürlichen Einschlafprozesses) begreiflich zu machen. Durch Abbau der Fokussierung kann wieder ein entspanntes Verhältnis zur eigenen Schlaffähigkeit aufgebaut werden.

3.1.8 Medikamentenkarenz

Insomniespezifische Verhaltenstherapie schließt die Einnahme von Schlafmitteln nicht aus. Die Reduktion bzw. das Absetzen der Schlafmittel ist demnach keine Vorbedingung für die Teilnahme an der Therapie. Die Erfahrung, ohne Medikamente wieder schlafen zu können ist jedoch ein grundlegender Wirkmechanismus für den Therapieerfolg. Dies sollte dem Patienten auch so vermittelt werden. Die Reduktion der Schlafmittel kann während der Gruppentherapie erfolgen.

3.1.9 Rückfallprophylaxe

Die Insomniepatienten sollen den Teufelskreis effektiv unterbrechen können und so vor dem Wiederentstehen der Insomnie, z. B. bei Krisen, gewappnet sein. Ziel ist also, dem Patienten das nötige „Werkzeug" zu vermitteln, aus ein paar schlechten Nächten nicht wieder eine Insomnie entstehen zu lassen.

3.2 Indikation für das stationäre Gruppenprogramm

Bei folgenden Kriterien besteht eine Indikation zur stationären verhaltenstherapeutischen Gruppenprogramm:

- Kriterien ein primären Insomnie sollten erfüllt sein und der Patient sollte eine nicht-medikamentöse Behandlung wünschen

Und eine oder mehrere der folgenden Kriterien

- Es besteht eine Komorbidität mit anderen psychischen Störungen
- Der Verdacht auf Depression
- Der Verdacht auf eine andere psychiatrische Diagnose
- Problemen bei der Hypnotikareduktion
- Therapeutisches Scheitern im ambulanten Bereich

Es müssen nicht alle Kriterien einer psychophysiologischen Insomnie erfüllt sein und auch das Bestehen einer psychiatrischen oder körperlichen Komorbidität ist kein Ausschlusskriterium. Zentral ist das Bestehen einer schweren therapieresistenten primären Insomnie.

Störungsbilder, welche die Teilnahme an der Gruppentherapie ausschließen (Ausschlusskriterien) sind:

- schwere psychiatrische Krankheitsbilder,
- unbehandeltes Schlafapnoe-Syndrom,
- unbehandelte periodische Beinbewegungen im Schlaf,
- andere schwere neurologische oder internistische Krankheiten.

Exkurs: Schichtarbeit

Insomnie bei Schichtarbeit ist aus mehreren Gründen ein schwieriges Thema. Oft versteckt sich eine psychoreaktive Schlafstörung hinter der belastenden Schichtarbeit. Außerdem schließen die meisten rotierenden Schichtsysteme die Einhaltung regelmäßiger Bettzeiten aus. Grundsätzlich können auch Insomniepatienten, die in Schicht arbeiten, von den Prinzipien der KVT-I profitieren und Schichtarbeit ist kein Ausschlusskriterium für die Teilnahme an der Gruppentherapie. Es sollte jedoch im Einzelgespräch ergänzend die Anpassung der verhaltenstherapeutischen Module an den Schichtplan erörtert werden.

3.2.1 Komorbidität

Inwieweit sich die beschriebenen Hauptsymptome nur bei der psychophysiologischen Insomnie und nicht auch bei anderen (z. B. durch organische Störungen bedingte) Insomnieformen finden lassen, ist bislang noch weitgehend unerforscht. Neuere Untersuchungen zur Komorbidität zeigen, dass erhöhte Ängstlichkeit und vermehrtes Grübeln auch bei Schlafapnoe-Patienten vorkommen (Krakow et al., 2001). Das Vorliegen einer anderen Schlafstörung oder einer anderen psychischen Störung ist kein Ausschlusskriterium, solange der gestörte Schlaf nicht auf die andere Krankheit zurückzuführen ist. In der Entwicklungs- und Evaluationsphase der Gruppentherapie sind positive Erfahrungen mit folgenden Krankheitsbildern gemacht worden:

- Insomnie bei leichter kognitiver Störung (ICD-10: F06.7),
- Insomnie mit langjährigem Schlafmittelgebrauch und mit Niedrigdosis-Abhängigkeit von Schlafmitteln (ICD-10: F13),
- Insomnie bei leichter bis mittelgradiger Depression (ICD-10: F32.1),
- Insomnie bei Belastungs- oder Anpassungsstörungen (ICD-10: F43.2),
- Insomnie bei somatoformen Störungen (ICD-10: F45),
- Insomnie bei behandeltem Schlafapnoe-Syndrom (ICD-10: G47.3),
- Insomnie bei Essstörungen (ICD-10: F50),
- Nicht organische Insomnie (ICD-10: F51.0),
- Insomnie bei Persönlichkeitsstörung (ICD-10: F60),
- Insomnie bei behandeltem Restless-Legs-Syndrom (ICD-10: G25.8),
- Insomnie bei Tinnitus (ICD-10: H93.1).

3.2.2 Verdacht auf Vorliegen einer Depression

Bei Bestehen einer Depression kann das von den Patienten gewünschte Absetzen der Schlafmedikation in Kombination mit einer ambulant durchgeführten Bettzeitenrestriktion zu Komplikationen führen. Wenn depressive Patienten ihr Schlafmittel abgesetzt haben, können sie die Bettzeitenrestriktion als zu schwierig empfinden. Bei ausgeprägter vegetativer Symptomatik mit Tagesschwankung (Morgentief) können sie rasch überfordert sein. Im geschützten Rahmen des stationären Settings kann ein solcher Verlauf aufgefangen werden. Da die Differenzialdiagnose Depression und Insomnie nicht immer einfach ist, sollte v. a. bei Depressionen sicherheitshalber gleich eine stationäre Form der Behandlung gewählt werden.

Beispiel:

Frau Z. kam wegen massiver Schlafstörungen in die Klinik, die sie auf ihren Tinnitus zurückführte. Diesen habe sie nach einer verunglückten HNO-Operation zuerst bemerkt. Durch die Schlafstörungen habe sie allen Antrieb verloren und konnte ihre Halbtagsstelle als Sekretärin nicht mehr ausführen. In ihrem Leben drehte sich alles nur noch um den Schlaf. Sie bekam Antidepressiva zum Schlafen, das habe nur etwas geholfen, sie wollte gerne davon wieder loskommen. Die Patientin war nach drei Tagen Bettzeitenrestriktion stark überfordert. Es zeigte sich ein ausgeprägtes depressives Syndrom mit Stimmungstiefs, Hoffnungslosigkeit und Weinen. Die antidepressive Medikation wurde entsprechend erhöht. Sie nahm weiter an der Gruppentherapie mit dem Wissen teil, dass sie primär unter einer Depression leidet. Es konnte trotzdem eine Verbesserung des Schlafes erreicht werden. Sie wurde im weiteren Verlauf engmaschig psychiatrisch betreut.

Gerade beim diesem Fall wird deutlich, dass insbesondere die Bettzeitenrestriktion für die Patienten Stress bedeuten kann. Im ambulanten Setting muss darauf vertraut werden, dass die Patienten dafür stabil genug sind. Falls sich hier Zweifel ergeben, kann dies durch die engmaschige psychiatrische Betreuung bei einer stationären Gruppentherapie gut aufgefangen werden.

3.2.3 Verdacht auf Vorliegen einer anderen psychiatrischen Diagnose

Schlafstörungen kommen bei nahezu allen psychiatrischen Krankheitsbildern vor. Wenn die Insomnie im Vordergrund steht, ist eine genaue Diagnosestellung im Querschnitt nicht immer möglich. Durch die stationäre Gruppentherapie kann einerseits dem Wunsch des Patienten nach der Behandlung seiner Schlafstörung entsprochen werden, zudem kann gleichzeitig jedoch auch eine eingehende psychiatrische Diagnostik stattfinden.

Beispiel:

Herr M. ist Student und hat seit einem Jahr Schlafstörungen. Er fühlt sich dadurch so beeinträchtigt, dass er nicht mehr leistungsfähig ist. Wegen der Schlafstörungen hatte er bereits alles versucht und will nun an der stationären Gruppentherapie teilnehmen. Sein Hausarzt hat ihm Seroquel® zum Schlafen verschrieben. Während der Therapie stellte sich heraus, dass er aufgrund der Insomnie bereits in stationärer psychiatrischer Behandlung war. Dem angeforderten Befund war zu entnehmen, dass die Therapeuten damals den Verdacht auf eine bipolare Störung geäußert haben. Insgesamt wirkte der Patient unruhig und sehr besorgt, jedoch zu keiner Zeit psychotisch. Er drängte auf Absetzen des Neuroleptikums. Herr M. war nach zwei Wochen medikamentenfrei, er wurde zur Beobachtung noch weiter auf Station übernommen und

> zeigte keinerlei weitere Auffälligkeiten. Er konnte insgesamt deutlich gebessert entlassen werden.

Der stationäre Rahmen erlaubt auch bei unklarer Diagnosestellung eine genaue Beobachtung des Patienten unter verhaltenstherapeutischer Behandlung. Die ambulante Therapieform birgt hier die Gefahr, dass die Patienten abbrechen und sich so einer weiteren Beobachtung entziehen.

3.2.4 Probleme bei der Hypnotikareduktion

Die Folgen eines regelmäßigen Hypnotikagebrauchs bei Insomniepatienten sind noch nicht geklärt. In der Regel sind die Absetzeffekte eher milde, solange es sich nicht um einen langen Benzodiazepingebrauch handelt. Da die meisten Patienten mittlerweile Hypnotika wie Zolpidem oder Zopiclon nehmen, können diese Wirkstoffe ohne körperliche Absetzerscheinungen weggelassen werden. Nicht zu unterschätzen ist jedoch die psychische Abhängigkeit, die bei einigen Patienten besteht. Auch bei Patienten, die selbst das Medikament „loswerden“ wollen und darüber aufgeklärt sind, dass das Absetzen körperlich gesehen unproblematisch ist, können erhebliche Widerstände bestehen, das Medikament wegzulassen.

> **Beispiel:**
>
> Frau S. ist 64 Jahre alt und leidet seit über 15 Jahren an Ein- und Durchschlafstörungen. Zu Beginn hatte sie von ihrem Hausarzt ein starkes Schlafmittel bekommen, dieses wurde mittlerweile auf Zolpidem umgestellt. Sie nimmt Zolpidem seit über drei Jahren regelmäßig. Absetzversuche haben zu massiven Einschlafstörungen geführt. In der ambulanten Gruppentherapie lernte Frau S. zu entkatastrophisieren. Ihr war klar, dass außer einer schlaflosen Nacht nichts Schlimmes passieren konnte. Dennoch schaffte sie es während der achtwöchigen ambulanten Therapie nicht, das Schlafmittel auch nur eine Nacht wegzulassen. Eine Veränderung des Schlafes konnte sie deshalb nicht bemerken. Frau S. wertete dies als Versagen, sie nahm sich selbst als schwach und verantwortungslos, ja abhängig wahr. Sie wurde daher in die stationäre Therapie überwiesen.

Bei Patienten mit regelmäßigen Hypnotikagebrauch besteht die Gefahr, dass eine ambulante Therapie sie überfordert. Nicht selten enden diese Patientenkarrieren in einem jahrelangen chronischen Low-dose-Hypnotikagebrauch, der die Patienten mental sehr belasten kann. Das stationäre Setting ermöglicht durch den täglichen intensiven Therapeutenkontakt und den Zusammenhalt in der Therapiegruppe in der Regel ein rasches und erfolgreiches Absetzen der Medikamente.

3.2.5 Therapieresistenz im ambulanten Bereich

Einer der wichtigsten Gründe für die Zuweisung zu einer stationären Gruppe ist das Scheitern ambulanter Therapieversuche. Wenn Patienten von einer ambulanten Verhaltenstherapie oder einer ambulanten medikamentösen Behandlung nicht profitieren, bietet das stationäre Gruppenprogramm die Möglichkeit, durch die tägliche Beobachtung und stringente Durchführung der Therapiemodule eventuelle therapeutische Lücken zu schließen. Beispielsweise kann ein Patient besser motiviert werden, das Hypnotikum einmal wegzulassen oder dem morgendlichen Schlafbedürfnis nicht nachzugeben. Insbesondere kann durch das stationäre Setting eine mögliche psychiatrische Komorbidität als Ursache erkannt werden. Gerade in Bezug auf eine larvierte Depression ist manchmal eine längere Beobachtungsphase unter Bettzeitenrestriktionsbedingungen richtungsweisend.

3.3 Ambulant versus stationär?

Die Frage ambulant oder stationär entscheidet sich bei vielen psychiatrischen Krankheitsbildern oft durch die jeweilige Versorgungssituation. Rein am Krankheitsbild der primären Insomnie orientiert, wird ein Vorgehen wie in Abbildung 4 dargestellt vorgeschlagen.

Insomniepatienten sollten grundsätzlich über die medikamentösen und nicht medikamentösen Behandlungsformen wertungsfrei aufgeklärt werden. Beide Therapieformen haben ihre Vor- und Nachteile. Das stationäre Setting wird dann notwendig, wenn ambulante Maßnahmen bei schwierigen Verläufen nicht mehr greifen. Die klinische Erfahrung zeigt, dass in ambulanten Gruppen eher die leichten Formen der Insomnie behandelt werden können. Das stationäre Setting kann so eine Versorgungslücke schließen. Auf die Vorteile der stationären Behandlung wird auch im Kapitel 4.2 eingegangen.

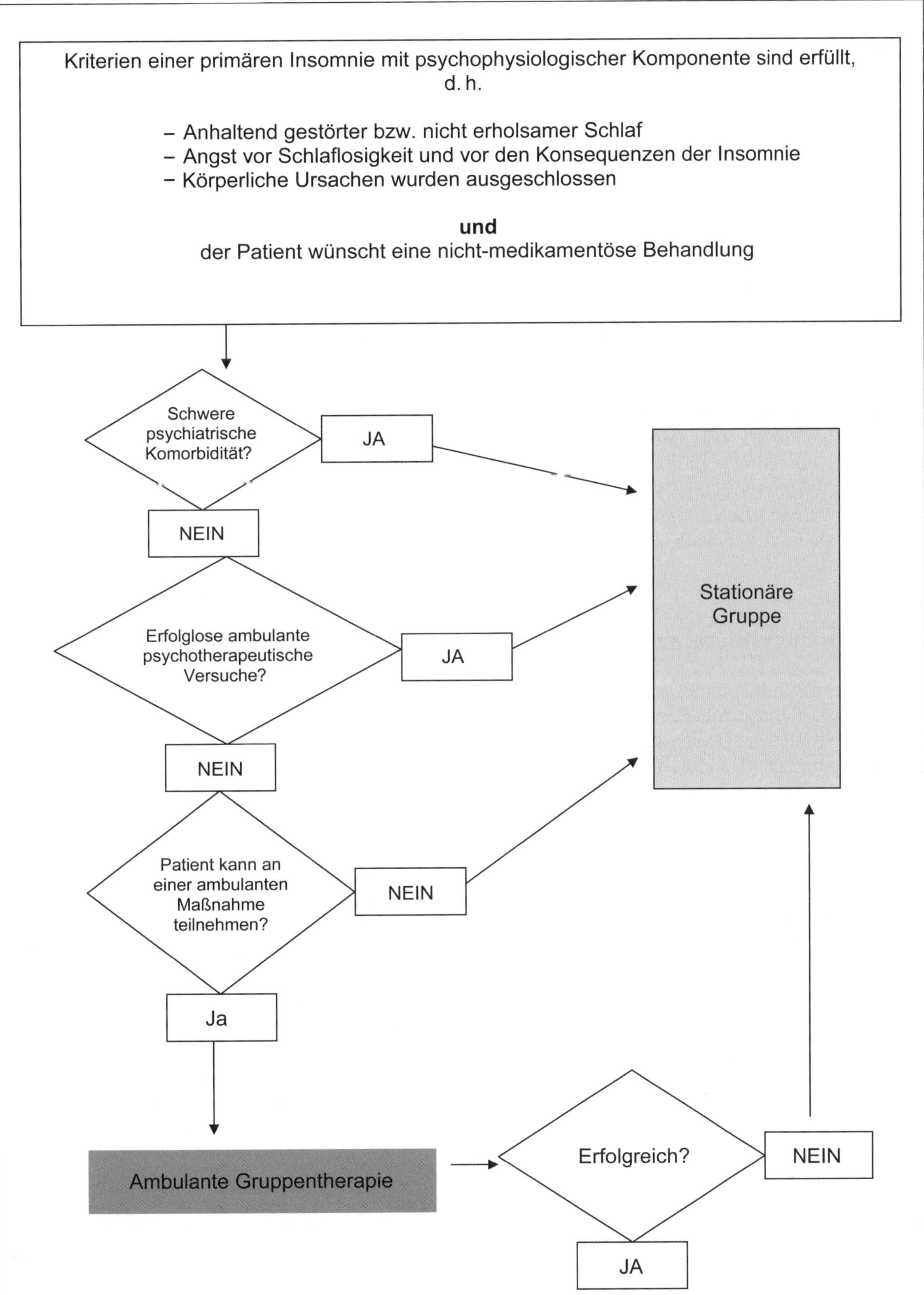

Abbildung 4: Entscheidungsbaum ambulant oder stationär

Kapitel 4

Entwicklung und Evaluation des Programms

Ausgangspunkt für die Entwicklung des stationären Gruppenprogramms war die Erfahrung, dass Patienten mit einer schweren und komplizierten Insomnie im ambulanten Bereich unzureichend versorgt werden können. Die Entwicklung selbst basiert auf einer langjährigen therapeutischen Erfahrung mit ambulanten Insomniegruppen und dem wissenschaftlichen Erkenntnisstand zu diesem Thema. Forschungsergebnisse auf dem Gebiet der Verhaltenstherapie der Insomnie (KVT-I) stammen international vor allem von Perlis (Perlis et al., 2000), Riemann (Riemann et al., 2010), Morin (2004), Belanger (2006), Espie (1999) und Harvey (Harvey et al., 2002), im deutschsprachigen Bereich vor allem von Backhaus (Backhaus & Riemann, 1999) sowie Müller und Paterok (2010).

4.1 Verhaltenstherapie bei Insomnie

Für die primären Insomnieformen und insbesondere die psychophysiologische Insomnie steht eine ganze Reihe von Behandlungsmöglichkeiten zur Verfügung. Die Bandbreite beinhaltet klassische Hypnotika wie Z-Substanzen über niedrig dosierte Antidepressiva (z. B. Mirtazapin) bis hin zu verschiedenen psychotherapeutischen Verfahren. Die Verhaltenstherapie hat sich aus den Effektivitätsnachweisen zu unterschiedlichen Einzelverfahren, wie z. B. Stimuluskontrolle (Bootzin & Perlis, 1992) oder Bettzeitenrestriktion (BZR) (Spielman et al., 1987), entwickelt. Sie bietet sich bei der psychophysiologischen Insomnie besonders gut an, da hier die Änderung des schlafbezogenen Verhaltens in Zusammenhang mit schlafbezogenen Ängsten im Vordergrund steht. Auch wenn viele Patienten über die Schlafstörung hinaus andere psychische Konflikte haben, so ist die Bearbeitung derselben in Hinblick auf die aktuelle Schlafstörung nicht vordergründig.

Beispiel:

Frau R. hat wegen ihrer langjährigen Schlafstörungen eine Psychoanalyse begonnen. Hier wurden auch verschiedene Probleme besprochen, die sie in ihrer Kindheit belastet haben und jetzt akut in der Partnerschaft wieder auftauchten. Ihre Schlafstörung hatte sich jedoch während der Therapie nicht verbessert.

4.1.1 Historische Entwicklung der insomniespezifischen Verhaltenstherapie

Die ersten Behandlungsdesigns hatten bereits die Veränderung des schlafbezogenen Verhaltens zum Ziel.

So war eine der Pionierarbeiten die Stimuluskontrolle für Schlafgestörte von Bootzin, der eine positive Rekonditionierung des Schlafplatzes bewirken wollte (Bootzin & Perlis 1992). Bootzin erlaubte seinen Patienten das Bett nur zum Schlafen zu benutzen und reduzierte so die überflüssige Wachzeit im Bett, welche häufig zu einer negativen Konditionierung führt. Weitere Untersuchungen wurden vor allem für Entspannungsverfahren und die Bettzeitenrestriktion durchgeführt (Lichstein et al., 2001; vgl. auch Kap. 5.5). Letztere wurde von Spielman eingeführt (Spielman et al., 1987) und gehört zu den Grundpfeilern der sogenannten insomniespezifischen Verhaltenstherapie. Im Wesentlichen geht es hier darum, durch die Verkürzung der Bettzeiten, wieder einen effektiven Schlafdruck aufzubauen und so den Schlaf-Wach-Rhythmus zu stabilisieren.

In jüngerer Zeit sind die Kognitionen bei Insomniepatienten in den Fokus der Wissenschaftler gerückt. Vor allem die Arbeitsgruppen um Morin (Morin et al., 1993) und Edinger haben die zentrale Bedeutung dysfunktionaler Kognitionen bei Insomnien erforscht (Carney & Edinger 2006; Morin et al., 2002). Diese „kognitive Wende" bildete einen zentralen Schlüssel für das Verständnis der Entstehung von Insomnien, da man sie nun als gesamtpsychisches Geschehen analysierte und nicht nur auf eine physiologische Dysfunktion beschränkte (Harvey, 2001, 2002; Baglioni et al., 2010).

So haben sich aus dem Wechselspiel zwischen der Validierung von Einzelverfahren und der Erforschung psychophysiologischer Komponenten des Krankheitsbildes schließlich multimodale Behandlungsmodelle entwickelt, die mittlerweile Standard in der nicht medikamentösen Insomnietherapie sind.

Der folgende Kasten zeigt die klassischen Einzelverfahren.

Einzelverfahren der klassischen Verhaltenstherapie bei Insomnie:

- Bettzeitenrestriktion.
- Stimuluskontrolle.
- Aufklärung über die Schlafregulation.
- Aufklärung über das Krankheitsbild Insomnie.
- Entspannung.
- Abbau dysfunktionaler Kognitionen.

4.1.2 Effektivität der KVT-I

Verhaltenstherapeutische Verfahren sind in Bezug auf ihre Effektivität als Monotherapien im Vergleich zu Placebo und/oder Kontrollwartegruppen untersucht worden. Einer Metaanalyse zufolge (Morin et al., 1994) lassen sich deutliche Effekte für die Bettzeitenrestriktion und die Stimuluskontrolle finden. Die Effekte der KVT-I beziehen sich vor allem auf die Verbesserung des objektiven Schlafes (Cervena et al., 2004), die Reduktion der Hypnotikaeinnahme (Espie et al., 2001) und die Nachhaltigkeit des Effektes (Edinger et al., 2001a). Für multimodale Programme liegen Therapiestudien im Gruppensetting vor (Morin et al., 1999; Riemann & Backhaus, 1995). Die KVT-I hat sich gegenüber Placebo (Edinger et al., 2001a) als wirksam erwiesen und wird in der Insomnietherapie insgesamt mittlerweile als Goldstandard angesehen (Espie, 2009).

Dennoch ist die KVT-I bislang nur für den ambulanten Bereich konzipiert und untersucht worden. Standardisierte Programme für den stationären Bereich gibt es bislang nicht. Die klinische Erfahrung zeigt jedoch, dass besonders schwierige Formen der Insomnie so nicht erfolgreich behandelbar sind (Riemann et al., 2011). Gründe für diese bislang therapieresistenten Verläufe können unklare Komorbidiäten körperlicher oder psychischer Natur (vgl. Kap. 3), Probleme, Hypnotika abzusetzen, oder auch einfach ein zu hoher Schweregrad der Insomnie sein. Diese Versorgungslücke kann durch ein spezifisches stationäres multimodales und interdisziplinäres Therapieangebot geschlossen werden.

4.2 Konzeption des Gruppenprogramms

Der Bedarf für eine stationäre Behandlung der Insomnie ergab sich vor allem aus der Erfahrung mit den therapeutischen Grenzen von ambulanten Therapien (vgl. Beispiele in Kapitel 3). Auch wenn ein großer Teil der Patienten von ambulanten Programmen profitierte, blieben bei einem Teil der Patienten die Schlafstörungen bestehen (Therapieresistenz). Für die Betroffenen ergab sich so nur noch die Möglichkeit einer Pharmakotherapie, was die meisten jedoch als Scheitern empfanden. So entstand die Überlegung, diese therapieresistenen Fälle unter stationären Bedingungen nochmals zu behandeln, was sich als erfolgreich erwies. Die stationäre Gruppentherapie ist also nicht als Therapieform der ersten Wahl bei Insomnie zu verstehen, sondern als Möglichkeit über den ambulanten Bereich hinaus, Insomniepatienten eine effektive Therapie anzubieten. Die Vorteile der stationären Gruppentherapie ergeben sich letztendlich aus den Grenzen des ambulanten Settings (vgl. Kasten).

Vorteile einer stationären Behandlung:

- Ausführliche psychiatrische und somnologische Diagnostik.
- Polysomnographie
- Kontrollierte Durchführung der Therapiemodule.
- Rasche Korrektur von Fehldiagnosen.
- Kontrollierte Medikamentenreduktion.
- Untersuchung der Schlafwahrnehmung.
- Gegebenenfalls Behandlung der psychiatrischen Begleiterkrankungen.
- Freistellung des Patienten von seinen alltäglichen Pflichten.
- Kombination Gruppen- und Einzeltherapie.
- Engmaschige Beobachtung des Patienten.

4.2.1 Abklärung von Komorbiditäten

Die Polysomnographie ermöglicht ein genaues Bild des aktuellen Schlafes. Die Anzahl der unerkannten Komorbiditäten bei primären Insomnien ist hoch. Dies zeigen ältere Studien (Jacobs et al., 1988) als auch ganz neue (Cronlein et al., 2012).

Der Hauptgrund hierfür ist relativ einfach: Da sich organische Schlafstörungen naturgemäß im Schlaf zeigen, sind sie klinisch nicht immer eindeutig. Nicht alle Schlafapnoe-Patienten sind übergewichtig oder schnarchen und nicht alle Patienten mit periodischen Beinbewegungen haben Restless legs-Symptome. Manchmal imponiert nur die Schlafstörung und wenn diese auch noch mit Ängsten verbunden ist, kann vorschnell eine primäre oder auch psychogene Insomnie diagnostiziert werden. Auch wenn es mittlerweile gute ambulante Untersuchungsmethoden gibt, wie z. B. Apnoe-Screening-Geräte oder Aktometer, sind diese auch nur im eindeutigen Fall diagnostisch richtungsweisend. Der Vorteil einer genauen Diagnostik zu Beginn der Therapie ist, dass bei auftretenden Komorbiditäten zweigleisig therapiert werden kann.

Beispiel:

Frau M. leidet seit Jahren unter Schlafstörungen, die sich durch die Gabe von Hypnotika nicht wesentlich gebessert haben. Sie hatte jahrelang ein Benzodiazepin genommen und in letzter Zeit Zolpidem. Eine differenzialdiagnostische Abklärung hat sich bei ihr nie ergeben. Sie verneint Schnarchen, ist schlank und leidet nicht unter morgendlicher Abgeschlagenheit. Tatsächlich zeigte sich aber bei ihr ein Schlafapnoe-Syndrom, mit einem Apnoe-Hypopnoe-Index von 15/h. Die Apnoen traten vor allem im REM-Schlaf und in Rückenlage auf und haben den Schlaf fragmentiert. Durch die Gabe einer CPAP-Maske konnte die Schlafkontinuität deutlich gebessert werden. Die schlafbezogenen Ängste blieben davon jedoch unberührt.

Dass sich im Falle der Behandlung einer organischen Ursache eine psychophysiologische Insomnie auflöst, ist nicht immer der Fall. Es ergibt sich also die Notwendigkeit der Behandlung beider Störungen (Roth 2009).

4.2.2 Untersuchung des aktuellen Schlafes und der Schlafwahrnehmung

Zahlreiche Untersuchungen belegen, dass der physiologisch messbare Schlaf durch Insomniepatienten unterschätzt wird (Knab & Engel, 1988). Dies betrifft sowohl die Schlaflatenz, die Dauer der Wachzeit nach dem Einschlafen als auch die Schlafdauer insgesamt. Diese Schlafwahrnehmungsstörung kann so weit gehen, dass Schlaf nicht mehr wahrgenommen werden kann (vgl. Kap. 1.2.1). Sätze wie „Ich habe die ganze Nacht kein Auge zu getan" oder „Ich höre nachts jedes Geräusch" sind typisch dafür. Versuche, die Schlafwahrnehmung ad hoc zu korrigieren, werden in der Regel eher aversiv notiert. Die Patienten führen dann rasch „Beweise" ihrer Schlaflosigkeit an. Es werden verschiedene Beobachtungen in der Nacht berichtet, zu den häufigsten gehört natürlich die nächtlich registrierten Uhrzeiten.

Beispiel: Eine Patientin berichtet

Das erste Mal bin ich um 1.00 Uhr aufgewacht, dann nochmals um kurz vor 2.00 Uhr, dann habe ich eigentlich gar nicht geschlafen bis morgens. Kurz bevor der Wecker klingelte, bin ich nochmals tief eingeschlafen.

Wenn Insomnie-Patienten zu ihren aktuellen Schlafzeiten befragt werden, sollte also immer der Unterschied zwischen der subjektiven und objektiven Schlafzeit bedacht werden. Daraus ergibt sich jedoch, dass man nicht weiß, wie viel der Patient eigentlich wirklich schläft. Grundsätzlich bestehen drei Möglichkeiten, den subjektiven Schlaf des Patienten einzuordnen:

1. Der Patient unterschätzt seinen Schlaf.
2. Der Patienten schätzt seinen Schlaf richtig ein.
3. Der Patient überschätzt seinen Schlaf.

Die Information über die aktuelle physiologische Schlafzeit ist für die Planung der Bettzeitenrestriktion wichtig.

Beispiele:

Frau L. gibt an, höchsten 4 Stunden zu schlafen, tatsächlich schläft sie im Schlaflabor jedoch 6 Stunden, wenn auch nicht zusammenhängend. Bei ihr wäre eine Bettzeit von ca. 6 Stunden also angemessen.

Herr Z. gibt an, nur 4 Stunden zu schlafen. Er schläft im Schlaflabor tatsächlich nur 3,5 Stunden. Bei ihm kann mit einer Bettzeit von ca. 5 Stunden begonnen werden.

Durch die Polysomnographie kann also ein aktueller Befund des physiologischen und subjektiven Schlafes erhoben werden.

4.2.3 *Korrektur einer Schlafwahrnehmungsverzerrung*

Für Therapeuten ist es also wichtig zu wissen, inwieweit sich der aktuelle Schlaf des Patienten mit dessen Angaben deckt. Aber auch Patienten finden die Ergebnisse zur Schlafwahrnehmung erfahrungsgemäß sehr spannend. Gerade Insomniepatienten, die störungsimmanent auf ihren Schlaf fokussieren, wollen genau wissen, wie viel und wie gut sie „wirklich" schlafen. Sie lernen durch die Konfrontation mit den physiologischen Daten, dass Schlaf auch eine subjektive Wahrnehmungskomponente hat und dass sich diese nicht immer mit dem objektiven Schlaf deckt.

Beispiel:

Frau F. konnte es kaum erwarten, zu sehen, wie sie „wirklich geschlafen" hat. Als sie darüber aufgeklärt wurde, dass sie schon nach 30 Minuten eingeschlafen sei und nicht, wie sie erinnerte, nach einer Stunde, war sie zunächst verunsichert, aber dann auch erleichtert. Sie sah nun schwarz auf weiß, dass sich der Körper anscheinend mehr Schlaf holt, als sie dachte.

Die Aufklärung über den gemessenen Schlaf zu Beginn der Gruppentherapie hat bei Insomniepatienten also immer schon eine therapeutische Funktion. Sie informiert die Patienten über den Grad der Schlafwahrnehmungsstörung und gibt Information über das physiologische Ausgangsniveau der Schlafqualität.

4.2.4 *Kontrolle des Therapieerfolges*

Es gibt kaum Bereiche in der Psychotherapie, in der Therapieerfolge so gut messbar sind, wie in der Behandlung von Schlafstörungen. Der Patient kann die Veränderung (meist Verbesserung) des Schlafes in quantitativen Daten erfassen. Diese Überprüfbarkeit, ähnlich wie bei einer Gewichtsreduktion, gibt dem Patienten Sicherheit über die Wirksamkeit der Therapiemaßnahmen und motiviert ihn zur Fortführung derselben.

4.2.5 *Kontrolle der therapeutischen Maßnahmen*

Ein wesentlicher Vorteil des stationären Programms ist die Möglichkeit, die Einhaltung der Therapiemaßnahmen zu überwachen. Das Scheitern verhaltenstherapeutischer Maßnahmen liegt häufig an der inkonsequenten Durchführung. Nur die konsequente Einhaltung der Module, wie z. B. der Bettzeitenrestriktion, führt zu einer Erhöhung des Schlafdrucks und somit zu einer nachweisbaren Verbesserung des Schlafes. Die Erfahrung aus dem ambulanten Bereich zeigt immer wieder, dass Patienten zwar berichten, die Bettzeiten einzuhalten, was sich bei näherem Nachfragen jedoch relativieren kann. Nicht selten kommen auch lange nach Erklärung der BZR noch Verständnisfragen, beispielsweise, ob es sich bei der Bettzeitenrestriktion um die Bett- oder die Schlafzeiten handelt.

Beispiel:

Frau Y. berichtet nach drei Wochen ambulanter Therapie, dass sie sich konsequent an die Bettzeiten (23.30 Uhr bis 6.00 Uhr) gehalten habe. Bei näherem Nachfragen stellt sich heraus, dass sie sich morgens den Wecker um 6.00 Uhr gestellt hatte und meist noch eine halbe Stunde liegen geblieben ist.

Dass die Einhaltung der therapeutischen Maßnahmen überwacht wird, sollte gleich zu Beginn der Therapie deutlich gemacht werden und erfordert natürlich das Einverständnis der Teilnehmer.

Im stationären Alltag findet die Kontrolle einmal durch die das Pflegepersonal statt, welche im Bedarfsfall die Patienten wecken sollen und zudem durch die Mitpatienten. Die Kontrolle durch letztere ist mit Sicherheit die effektivere. Die engmaschige Kontrolle der Einhaltung ermöglicht nicht nur die Einschätzung der Therapieeffektivität, sondern auch eine rasche Korrektur von Fehlverhalten. Auftretende Probleme mit der Einhaltung können schneller besprochen und Frustrationen so rascher gemildert werden. Allein das Wissen, dass die Einhaltung der Maßnahmen kontrolliert wird, erhöht schon die Compliance.

4.2.6 *Medizinische Überwachung*

Die medizinische Überwachung ist v. a. beim Ausschleichen von Benzodiazepinen mit langer Halbwertszeit und langer Einnahmedauer notwendig. Auch wenn Entzugssymptome bei neueren Hypnotika wie Zolpidem und Zopiclon nicht bekannt sind (Riemann & Perlis, 2009), gibt es bei Insomniepatienten einen erheblichen psychischen Absetzeffekt. Für einige Patienten ist das Absetzen ihrer Schlafmittel so angstbesetzt, dass sie mit unklaren körperlichen Beschwerden reagieren können. Dazu gehören Schwindel, extreme Müdigkeit oder auch Benommenheit. Bei anderen zeigt sich eine stark erhöhte körperliche Anspannung und Ängstlichkeit. Das Wissen um die ärztliche Überwachung im stationären Setting vermittelt hier mehr Sicherheit und erhöht somit auch die Motivation.

Schließlich kann die Reduktion oder das Absetzen von Hypnotika, die bekanntermaßen einen sedierenden Effekt haben, zugrunde liegende psychische Störungen verschlechtern. Da es sich bei den Teilnehmern der stationären Gruppentherapie eher um schwere Fälle von Insomnie handelt, sollte also immer auch an das Vorliegen einer Depression oder einer anderen psychischen Störung gedacht werden. Des Weiteren ist eine medizinische Überwachung im Falle des unerwarteten Auftretens organischer Komorbiditäten notwendig.

4.2.7 Einzeltherapeutische Interventionen

Die Möglichkeit für Einzelgespräche zusätzlich zu den Gruppensitzungen ist ein sehr wichtiger Vorteil des stationären Settings. Aufrechterhaltende individuelle Stressfaktoren können aufgrund des Gruppensettings im ambulanten Bereich in der Regel nicht thematisiert werden und bleiben so vernachlässigt. Die stationäre Gruppentherapie bietet die Möglichkeit, in einer Verhaltensanalyse individuelle aufrechterhaltende Faktoren zu explorieren. Es besteht die Möglichkeit, persönliche Probleme mit dem Therapieverlauf zu besprechen und zukünftige Strategien zu erarbeiten.

Beispiel:

Herr W. hat eine leitende Position und ist im Beruf erfolgreich. Er hat eine junge Familie und ist gutbürgerlich situiert. Er hat schon immer Schlafstörungen gehabt, allerdings hätten diese ihn kaum belastet. Erst seit Einzug in eine neue deutlich lautere Wohnung sei die Insomnie massiv geworden. Er sei wegen der Müdigkeit kaum noch arbeitsfähig, gereizt und konzentrationsgemindert. Herr W. sei schon bei „allen Ärzten" gewesen, und hätte alle möglichen Schlafmittel mit nur mäßigem Erfolg eingenommen. Im Einzelgespräch kristallisierte sich rasch eine Überforderungssituation im Beruf heraus, die ganz unabhängig von den belastenden Lärmbedingungen war. Er fühlte sich auch in Bezug auf seine Kinder und seine junge Frau überfordert. Der Zusammenhang mit der Schlafstörung ist ihm erst jetzt durch die räumliche Distanz und die gesonderte Therapiesituation bewusst geworden. In der Einzelsitzung wurden noch individuell angepasste Stressbewältigungsmaßnahmen erarbeitet.

Durch die außergewöhnliche Situation (14 Tage auf einer Station mit einem dicht gedrängten Programm) entsteht zwischen den Patienten nicht nur Nähe, sondern auch Reibung. Persönliche Probleme mit der therapeutischen Situation sind von daher zu erwarten. Die einzeltherapeutischen Sitzungen können dies auffangen.

Beispiel:

Frau B. ist verzweifelt, alle schlafen mittlerweile besser, nur sie nicht. Sie weiß nicht, was sie falsch macht.

Im ambulanten Bereich hätte Frau B. Wahrscheinlich die Therapie abgebrochen, im Einzelgespräch können nochmals genau die Gründe eruiert werden.

4.2.8 Gruppendynamik

Das Gruppensetting in der Psychotherapie bietet erhebliche Vorteile, die man vor allem psychotherapeutisch nutzen kann. Zunächst einmal fühlen sich die Patienten in einer Runde Gleichbetroffener aufgehoben. „Endlich versteht mich jemand". Die Erfahrung, dass „es anderen auch so geht", hat schon einen entlastenden und auch therapeutischen Effekt. Die Gruppe bietet also ein Forum zum Austausch von Erfahrungen mit der Insomnie, die viele Patienten vorher nicht gekannt haben. Noch wichtiger ist aber die Möglichkeit, sich während der Therapie über dieselbe austauschen zu können. So findet ein nicht unerheblicher Teil der Therapie außerhalb des Therapiezimmers auf den Gängen oder bei gemeinsamen Spaziergängen statt.

Es ist die Aufgabe des Therapeuten, dafür zu sorgen, dass diese Gruppendynamik in eine positive Richtung geht. Die Tatsache, dass es sich hier um eine geschlossene Gruppentherapie handelt, also alle Patienten zur gleichen Zeit aufgenommen und entlassen werden, trägt viel zum dynamischen Prozess bei, da Selbstheilungskräfte einer Gruppe aktiviert werden.

Modelllernen ist eine weitere wichtige konzeptionelle Überlegung. „Erfolgreiche“ Patienten können den Rest der Gruppe motivieren. Viele Patienten haben aufgrund ihrer langen Patientenkarriere ein starkes Misstrauen gegenüber Therapeuten aufgebaut. Zu oft haben sich Hoffnungen schon in Enttäuschung aufgelöst. Insbesondere die Bettzeitenrestriktion (BZR) haben viele Patienten „schon mal ausprobiert, ohne dass es etwas gebracht hätte“. Da erfahrungsgemäß nicht alle Patienten gleich auf die BZR reagieren, ziehen diejenigen mit Erfolgserlebnissen die anderen mit. Der Therapeut verfügt dann sozusagen direkt über ein positives Beispiel für die Effektivität der Maßnahme.

4.2.9 Kürze der Therapie

Das stationäre Gruppensetting hat eine hohe therapeutische Dichte, was vor allem auch durch die Kürze der Therapie (nur 14 Tage) bedingt ist. Da das Programm letztendlich auf dem Prinzip der Konfrontation aufgebaut ist (Ablegen alter Vermeidungsmuster, wie z. B. Bettzeiten oder Medikamente) intensiviert die kurze Zeitspanne eine positive Lernerfahrung. Die 14 Tage sind aufgrund von zwei Überlegungen gewählt: Erstens bedarf es ca. 8 bis 10 Sitzungen, die KVT-I Module zu vermitteln. Zweitens zeigen sich in ca. zwei Wochen parallel dazu die ersten Effekte der Bettzeitenrestriktion. Die Kombination zwischen Edukation und Anwendung führt zum Erleben unmittelbarer Effekte, die auch gleich theoretisch eingeordnet werden können (z. B. „Mein Schlaf verbessert sich, weil ich den Schlafdruck aufgebaut habe“). Die Therapiedauer kann durchaus länger sein, sollte jedoch 14 Tage nicht unterschreiten.

4.2.10 Freistellung des Patienten von seinen alltäglichen Pflichten

Viele Patienten sind allein aufgrund ihrer vielfältigen Aufgaben im häuslichen und beruflichen Bereich nicht fähig, sich um ihr „Schlafproblem“ zu kümmern, oder sie sind wegen anderer komorbider Störungen davon überfordert.

Da Insomniepatienten in der Regel pflichtbewusst und eher leistungsorientiert sind, wird die Erledigung alltäglicher Aufgaben ungern zugunsten der eigenen Befindlichkeit zurückgestellt. Dies geht so lange gut, wie Körper und Psyche noch belastbar sind. Nicht selten kommen Patienten in Folge dessen zum Arzt, mit der Feststellung, dass sie „nicht mehr können.“ Eine vorübergehende Krankschreibung und eine niedrig dosierte antidepressive Therapie sind dann häufig jedoch keine optimale Lösung mehr, da sich mittlerweile oft ein Angstgebäude um den Schlaf herum aufgebaut hat. Ein störungsspezifisches stationäres Programm gibt den Patienten die Möglichkeit, sich mit einer Distanz zu den häuslichen und beruflichen Anforderungen ihrem Schlafproblem effektiv zu widmen.

4.2.11 Möglichkeit einer Anschlussbehandlung

Da es sich bei der Zielgruppe um schwere und komplizierte Insomnieverläufe handelt, bietet der stationäre Rahmen in einer psychosomatischen oder psychiatrischen Klinik die Möglichkeit einer Anschlussbehandlung. Dies hat den Vorteil, dass sowohl dem Patienten als auch den Therapeuten der Verlauf bekannt ist und sich so eine nochmalige Aufnahmeprozedur erübrigt.

4.3 Formale Voraussetzungen

Das stationäre Gruppenprogramm wurde auf einer psychiatrischen Station des Bezirksklinikums Regensburg entwickelt. Hier war die Möglichkeit zur Polysomnographie im Schlaflabor und die Unterbringung auf der psychiatrischen Station mit psychosomatischen Schwerpunkt gegeben. Die Polysomnographie wurde nach den Standardkriterien der DGSM (s. Anhang) durchgeführt. Die Patienten liegen in einem separaten Raum, der abgedunkelt werden kann, gut belüftet ist und weitgehend von Außengeräuschen abgeschirmt ist. Für die Polysomnographie wurden das Elektroencephalogramm (EEG), das Elektromyogramm (EMG) des Kinns und der Musculi tibiali (Schienbeinmuskeln), die Augenbewegungen und die Atmung aufgezeichnet.

Für die Durchführung der Gruppentherapie sind folgende räumliche und personelle Voraussetzungen zu beachten:

- Unterbringung der Patienten auf Station (in Ein- oder Zweibettzimmern),
- wenn möglich sollte ein Schlaflabor zur Verfügung stehen,

- Gruppenraum (mit Unterrichtsmaterialien sowie der Möglichkeit, Entspannungsübungen durchzuführen),
- Supervision durch einen Arzt,
- Pflegepersonal,
- Psychotherapeut mit Gruppenerfahrung sowie Kenntnissen in der Schlafmedizin.

Es sollte grundsätzlich die Möglichkeit vorhanden sein, täglich Gruppensitzungen und Einzelgespräche durchzuführen. Für die Prä-Post-Messung des Schlafes kann auch auf ein ambulantes Messgerät zurückgegriffen werden. Die Qualifikation des Therapeuten ist wichtig, er/sie sollte vor allem gruppentherapeutische Erfahrung haben. Die ärztliche Supervision ist unerlässlich, da dieses Programm für schwierige Patienten konzipiert wurde, die entweder von einer ambulanten Behandlung nicht ausreichend profitieren konnten oder die für eine ambulante Behandlung aufgrund komplizierter Ausgangsbedingungen nicht in Frage kommen. Außerdem zeigt die Erfahrung, dass die Wahrscheinlichkeit für das Auftreten von unerwarteten komorbiden Störungen hoch ist. Um eine Betreuung durch entsprechend qualifiziertes Personal zu gewährleisten, ist es auf jeden Fall empfehlenswert, die Durchführung des stationären Gruppenprogramms an eine psychosomatische oder psychiatrische Abteilung anzugliedern.

4.4 Evaluation

Die Entwicklung des Programms wurde wissenschaftlich begleitet und die Ergebnisse sind im Publikationsprozess. An dieser Stelle wird auf bereits publizierte Arbeiten verwiesen: Cronlein et al. (2007), Cronlein et al. (2012), Cronlein und Hajak (2007) sowie Cronlein und Zulley (2011). Die Evaluation ergab, dass die Therapie gut verträglich ist und die Zahl der Therapieabbrecher gering war. Die therapeutischen Erfahrungen sind in Beispielen weitgehend in diesem Manual beschrieben. Die Therapie zeigte einen langanhaltenden positiven Effekt, das heißt, dass die Patienten trotz der kurzen Therapiedauer die Module gut in den häuslichen Alltag transferieren konnten.

4.5 Wirkmechanismen

Die hier aufgeführten Wirkmechanismen basieren auf klinischer Beobachtung und müssen noch wissenschaftlich überprüft werden.

Im Wesentlichen liegt der Wirkmechanismus der KVT-I in der Vermittlung von Erfolgserlebnissen bezüglich der Fähigkeit, den Schlaf zu kontrollieren. Die daraus resultierende positive Selbstwahrnehmung als Schläfer entspannt, was wiederum den Einschlafprozess erleichtert. Der Wirkmechanismus des stationären Gruppenprogramms liegt in der therapeutischen Dichte, die sowohl eine individuelle Förderung ermöglicht als auch eine Kontrolle der Maßnahmen. Dadurch können auch schwierigere Fälle der Insomnie behandelt werden.

4.5.1 Spezialisiertes professionelles Angebot

Viele Patienten haben durch ihre jahrelange Patientenkarriere die Hoffnung auf Heilung aufgegeben. Dies kann eine Folge der vielen gescheiterten Therapieversuche sein aber auch der Hilflosigkeit von Therapeuten, wenn es um Alternativen zur Psychopharmakotherapie geht. So erklärt sich auch die Entstehung von Insomnie-Selbsthilfegruppen. Die Tatsache, dass es für schwere Fälle extra ein störungsspezifisches Therapieprogramm gibt, stellt die eigene Störung in ein anderes prognostisches Licht. So haben wir bei einigen Patienten beobachtet, dass sich die Schlafstörung oft schon innerhalb des Zeitraumes vom Erstkontakt bis zur Aufnahme gebessert hat. Diesen primärtherapeutischen Effekt führen wir auf eine veränderte Sicht auf das Krankheitsbild bei diesen Patienten zurück. In dem Moment, in dem die Insomnie nicht mehr als chronische Erkrankung angesehen wird, sondern als Verhaltensstörung mit Aussicht auf Heilung, lassen die Angst und die Anspannung nach und der Schlaf verbessert sich.

4.5.2 Konfrontation

Der Wirkmechanismus des Konfrontationstrainings ist hinreichend bekannt. Er besteht im Wesentlichen darin, dass durch die Konfrontation mit dem angstauslösenden Stimulus ohne Möglichkeit des Entweichens eine positive Neuwahrnehmung stattfindet. Der Patient macht die Erfahrung, dass die Angst nachlässt, obwohl er dem Stimulus „ausgeliefert“ ist, und er kann aufgrund dieser Erfahrung seine bisherige Erwartungsangst abbauen. In der Gruppentherapie wird der Patient dazu angehalten, seine Vermeidungsstrategien abzulegen. Mit Vertrauen auf die Professionalität des Therapeuten und des Programms erfährt der Patient, dass die von ihm antizipierten Folgen der Schlaflosigkeit nicht eintreten. Zu den Vermeidungsstrategien gehören die Einnahme der Medikamente genauso wie lange Bettzeiten oder sozialer Rückzug. Schon bei der Anmeldung für die Gruppentherapie zeigen sich Vermeidungsängste.

Beispiel:

Herr M. meint, dass er zwar gerne an dem Programm teilnehmen möchte, sich jedoch nicht vorstellen kann, mit einer fremden Person in einem Zimmer zu schlafen. Er sei sehr hellhörig und werde nachts durch jedes kleine Geräusch geweckt. Er weiß jetzt schon, dass er während der Therapie „kein Auge zumachen wird". Dies wird dann wohl seine Insomnie verschlimmern.

In dem Moment, in dem sich Herr M. auf die Therapiesituation einlassen wird, ist bereits ein Schritt in Richtung Bewältigung alter dysfunktionaler „Wahrheiten" und somit hin zur Bewältigung schlafbezogener Ängste getan.

4.5.3 Kontrollierte Durchführung der Therapiemaßnahmen

Die meisten Patienten, die an diesem Programm teilnehmen, haben bereits verhaltenstherapeutische Elemente ohne Erfolg „ausprobiert". Der Grund für das Scheitern ist in der Regel in einer fehlerhaften Anwendung zu sehen.

Beispiel:

Frau S. berichtet, dass sie schon alles ausprobiert hat. In einem ambulanten Schlafseminar hat sie gelernt, dass sie ihre Bettzeiten reduzieren sollte. Das habe sie auch durchgeführt und sei eine Woche lang später ins Bett gegangen und sei früh morgens aufgestanden. Sie sei dadurch auch schneller eingeschlafen, allerdings sei sie auch sehr müde geworden und habe schließlich die Maßnahme nicht mehr weiterführen wollen. Sie hatte das Gefühl, dass sie so nur müde und unruhig werde und letztendlich ihrem Körper nur schade.

Frau S. ist relativ typisch für „an-therapierte" Patienten, die schließlich wertvolle Therapiemaßnahmen, wie z. B. die Bettzeitenrestriktion (BZR), frustriert als scheinbar nutzlosen Maßnahmen abhaken. Das Problem bei der BZR ist, dass sie in der Tat zu Beginn eher unangenehme Effekte zeigt. Häufig verschlechtert sich der Schlaf am Anfang zunächst, bevor er sich dann konsolidiert. Diese erste frustrierende Zeit ist schwierig und bedarf bei einigen Patienten einer besonders intensiven Betreuung. Genau hier greift das stationäre Setting, welches die Frustration auffangen kann.

Das Gleiche gilt für andere Module, wie z. B. die Stimuluskontrolle oder Entspannung. Auch hier werden viele Fehler gemacht, die dazu führen, dass auf Entspannung verzichtet wird. Entweder wählen Patienten eine ungünstige Form der Entspannung oder sie machen sie zu einer ungünstigen Tageszeit.

Beispiel:

Frau U. hat Kurse in Autogenem Training belegt. Sie hat alles verstanden, doch so gut wie nie Erfolgserlebnisse gehabt. Sie hat versucht, die Übungen im Bett zu machen, wenn sie nicht einschlafen konnte. Sie wurde durch das Einüben jedoch nur noch wacher.

Auch wenn die Therapiemaßnahmen auf den ersten Blick zwar relativ unkompliziert erscheinen, sind sie dennoch nicht mit einer „Gebrauchsanweisung" gleichzusetzen und bedürfen häufig einer detaillierten Einführung und Begleitung. Diese Maßnahmen bedeuten eine grundlegende Änderung alter Verhaltensstrukturen, was Angst und Widerstände hervorrufen kann. Wenn komorbide psychische Störungen vorliegen, können zusätzlich Probleme entstehen. Je enger die therapeutische Supervision ist, desto günstiger der Verlauf. Hier unterscheidet sich die Insomnietherapie nicht von der Therapie anderer Krankheitsbilder, wie z. B. Essstörungen.

Beispiel:

Herr T. hat alles begriffen, eigentlich wusste er vieles auch schon vorher, er habe es jedoch nicht geschafft, die Maßnahmen alleine durchzuführen. Wenn der Körper sich morgens „einmal den Schlaf geholt hatte", habe er dem immer nachgegeben und sei länger im Bett liegen geblieben. Er hatte einfach zu viel Angst vor den Folgen der Schlafstörung. Er wurde zunehmend depressiv und ist schließlich von seinem Hausarzt krankgeschrieben worden. Wie sich in der Gruppentherapie herausstellte, wurde dieses Verhalten durch berufliche Versagensängste gespeist. Durch die kontrollierte Durchführung bemerkte Herr T. erstmalig den positiven Effekt der Therapie und schöpfte damit für sich sogleich Hoffnung.

4.5.4 Chronobiologische Effekte

Ein besonderer Wirkmechanismus der Therapie ist der chronobiologische Aspekt. Dieser zeigt sich sowohl in der Konsolidierung des Schlaf-Wach-Rhythmus als auch in der Nutzung ultradianer Rhythmen, wie z. B. Mittagstief oder auch Überwindung des Abendtiefs. Der Patient bekommt in der Gruppentherapie also nicht nur Verhaltensmaßnahmen vermittelt, sondern lernt auch chronobiologische Gesetzmäßigkeiten kennen und für sich zu nutzen. Zunächst lernt er, dass die Erhöhung der Aktivität am Tage zu einer Zunahme des Schlafdrucks führt. Während viele Patienten dazu neigen, dem verführerischen Morgenschlaf nochmals nachzugeben, lernen sie in der Therapie die Morgenstunden mit Licht aktivierend für sich zu nutzen. Sie werden hierzu im stationären Setting durch spezielle Programmpunkte (z. B. Morgensport) unterstützt.

Zu den chronobiologischen Regeln gehört auch, dass das natürliche Mittagstief zur Entspannung genutzt wird. So kann mit Hilfe eines psychophysiologischen Tiefs der Entspannungsfähigkeit nachgeholfen werden. Viele Patienten berichteten, dadurch erstmalig wieder Erfolgserlebnisse bei der Entspannung gehabt zu haben.

In Zusammenhang mit der Bettzeitenrestriktion baute sich während der Therapie ein erheblicher Schlafdruck auf. So passierte es in den Gruppentherapien regelmäßig, dass die Patienten während der Entspannung gegen ihren Willen einschliefen. Dies kann dann zeitnah psychoedukativ genutzt werden und die Patienten ihre dysfunktionalen Einstellungen (z. B. „Ich kann auch tags nicht schlafen") korrigieren können.

Auch das Abendtief spielt in der Insomnietherapie eine große Rolle. Insomniepatienten sind typischerweise gegen 21.00 Uhr sehr müde und haben auch aufgrund ihres gestörten Nachtschlafes Probleme, sich wachzuhalten. Viele, insbesondere ältere Personen, nicken zu dieser Zeit ein, ein unter Umständen regelmäßiges Muster, welches wiederum die Schlafstörung aufrechterhält. Nicht selten wird dieser „Totpunkt" von Patienten auch als natürliche Einschlafhilfe genutzt, damit sie wenigstens „ein bisschen schlafen" können. Die abendliche Aktivierung und „Überwindung" des Totpunktes ist für viele Patienten angstbesetzt.

Beispiel:

Frau B. berichtete, dass sie es nicht schaffe, ihren Totpunkt um 21.30 Uhr zu überwinden. Sie sei dann so müde, dass sie auf dem Sofa einschlafe, oder sie gehe dann schon ins Bett. Sie habe einfach Angst, dass sie die ganze Nacht nicht mehr schlafen würde, wenn sie diesen Zeitpunkt verpasse.

Durch kontrollierte abendliche Aktivierung, vor allem sozialer Art, lernen die Patienten, den Einschlafzeitpunkt aktiv nach hinten zu verschieben und ihre dysfunktionale Einstellung: „Ich darf den Totpunkt nicht verpassen" zu korrigieren.

4.5.5 Kontrolle über den Schlaf

Ein wichtiger aufrechterhaltender Faktor ist das Gefühl der Hilflosigkeit, welches Patienten ihrem Schlaf gegenüber haben (vgl. Kap. 2.2.6). Je länger die Patientenkarriere, desto mehr verstärkt sich dieses Gefühl. Nicht selten eröffnen Patienten das Erstgespräch mit der Feststellung: „Sie sind meine letzte Hoffnung". Die positive Erfahrung durch Veränderung des Schlaf-Wach-Rhythmus und andere Maßnahmen, tatsächlich die Schlafqualität zu verbessern und dies unter Umständen auch noch anhand polysomnographischer Daten sehen zu können, bedeutet für die Patienten eine Wiedergewinnung der Kontrolle über ihre Schlaffähigkeit. Dies ist ein sehr wichtiger Moment in der Therapie, da mit der Kontrolle über den Schlaf auch die Erwartungsangst vor Schlaflosigkeit steht und fällt.

Der positive Effekt von Hypnotika ist zu einem großen Teil auch auf dieses psychologische Moment zurückzuführen (Wiedergewinnung der Kontrolle über den Schlaf). Es ist wahrscheinlich, dass sich jedoch mit Zweifeln an der „Richtigkeit" einer Medikamenteneinnahme und mit nachlassender Akzeptanz derselben auch der Schlaf trotz Medikation verschlechtern kann. Wenn der Patient in der Therapie gelernt hat, eigenständig (das heißt, ohne pharmakologische Hilfe) die Schlafqualität verbessern zu können, ist er sozusagen über den Berg. Dieses Moment kann interessanterweise schon eintreten, bevor sich die Schlafqualität als solche konsolidiert.

4.5.6 Gruppendynamik

Die stationäre Situation und die Kürze der Therapie führen zu einer intensiven Gruppendynamik. Dies wird vor allem durch den gemeinsamen Störungshintergrund und die Hoffnung auf Heilung unterstützt. Das heißt, die Erwartungen der einzelnen Patienten zu Beginn der Therapie gehen rasch in einer Gruppenerwartung auf. Ängste und Hoffnungen werden so noch einmal anders gebündelt und erlebt. Diese intensive Gruppenerfahrung ist ein wichtiger Wirkmechanismus, da der Patient nun nicht mehr als Einzelfall dem Therapeuten gegenübersitzt, sondern mit anderen zusammen behandelt wird. In der Tat haben wir in der Evaluationsphase Ähnlichkeiten im Therapieverlauf zwischen den Gruppen beobachtet. Die Gruppe zeigt in der Regel zunächst eine Verschlechterung des Schlafes nach Einführung der Bettzeitenrestriktion, nach drei bis vier Tagen zeigen sich dann bei den ersten Teilnehmern Erfolge in Form von schnellerem Einschlafen oder besserem Durchschlafen.

Ein intensiver Austausch der Patienten untereinander fördert die Idee, diesen therapeutischen Weg gemeinsam zu gehen. Dies hat zum einen eine starke motivationale Komponente und zum anderen wird so auch das Gefühl von Geborgenheit vermittelt. Nicht selten halten die Patienten nach dem Aufenthalt noch weiter Kontakt und unterstützen sich gegenseitig.

Die Patienten sollen also zum Experten ihrer eigenen Schlafstörung und deren Therapiemöglichkeiten werden. Die Gruppentherapie vermittelt dabei in sehr kurzer Zeit das Knowhow und sorgt mit optimalen Bedingungen (kontrollierte Durchführung der Therapiemaßnahmen, Freistellung vom Alltag) dafür, dass der Patient eine positive Lernerfahrung machen kann. Genau diese angestrebte und erfahrene Unabhängigkeit von Schlafexperten, gibt dem Patienten die Sicherheit einen Rückfall in die Insomnie zu verhindern.

Kapitel 5

Durchführung des Gruppenprogramms

Im Folgenden wird die Durchführung der einzelnen Therapiemodule beschrieben. Das Therapieprogramm ist auf zwei Wochen angelegt, in denen die Patienten die wesentlichen Aspekte der KVT-I wie Bettzeitenrestriktion, Stimuluskontrolle und Entspannung in diesen 14 Tagen üben und dysfunktionale Einstellungen bezüglich des Schlafes korrigieren sollen. Wenn der Patient es wünscht, können Hypnotika, unter medizinischer Supervision, ausgeschlichen werden. Es sollte eine Abklärung bezüglich etwaiger psychiatrischer Komorbiditäten erfolgen und im Einzelsetting eine individuelle Verhaltensanalyse erstellt werden. Am Ende der Therapie sollten die Patienten über die Fortführung der therapeutischen Maßnahmen informiert sein. Eine polysomnographische Untersuchung am Anfang und am Ende der Therapie ist wünschenswert.

Ein Vorgehen, wie es der Stundenplan in Abbildung 5 wiedergibt, hat sich nach der langen Evaluationphase als praktikabel erwiesen.

Die inhaltlichen Punkte bauen jeweils aufeinander auf. Die gestufte Vermittlung hat den Sinn, die Patienten nicht zu überfordern. Beispielsweise sollte nicht zu Beginn der Therapie das Thema Achtsamkeit behandelt werden, da die Patienten insbesondere am Anfang erst Vertrauen in die Therapie fassen müssen. In der ersten Woche dominieren daher thematisch eher die Verhaltensaspekte, wie z. B. die Bettzeitenrestriktion und Stimuluskontrolle, und in der zweiten Woche die kognitiven Module. Erst wenn die Patienten die ersten „guten Nächte“ erlebt haben, sind sie bereit ihre dysfunktionalen Einstellungen zu hinterfragen.

Ob die Patienten die Einzel- und Gruppensitzungen vor- oder nachmittags haben, spielt keine große Rolle.

Wichtig sind allerdings die Zeitpunkte der Module Lichttherapie bzw. Spaziergang zur Aktivierung vor dem Frühstück, die Entspannung mittags nach dem Essen und der Spaziergang nach dem Abendessen. Insbesondere der Spaziergang nach dem Abendessen soll gegen die abendliche Müdigkeit vorbeugen. Die Beschäftigungstherapie abends sollte unter Supervision stattfinden. Es soll vermieden werden, dass sich die Patienten in ihre „Zimmer zurückzuziehen“ (und dort eventuell einschlafen). Auch die Einhaltung der Bettzeiten sollte supervidiert werden. In der Regel kontrolliert sich die Gruppe gegenseitig. Es sollte aber zumindest „angeboten“ werden, die Patienten zu wecken.

Das Modul Sport kann nach den örtlichen Gegebenheiten gestaltet werden. Grundsätzlich eignen sich fast alle Bewegungsangebote (außer Kampfsport), die von Bewegungstherapeuten durchgeführt werden können. In unserer Evaluationsphase hat sich gezeigt, dass Patienten besonders Qi Gong und Nordic Walking schätzen.

Der in Abbildung 5 dargestellte Stundenplan enthält keine Wochentage, der Sonntag wird jedoch mit Tag 7 dargestellt. Da das Gruppenprogramm sehr dicht gedrängt ist und Insomniepatienten in der Regel die Kürze des Programms schätzen, hat sich die Durchführung einzelner Module auch am Wochenende als sinnvoll erwiesen. Falls am Wochenende keine entsprechenden personellen Ressourcen zur Verfügung stehen, kann gegebenenfalls auch auf örtliche Beschäftigungsangebote verwiesen werden bzw. Unternehmungen in der Gruppe angeregt werden. Gemeinsame Unternehmungen auch in der „Freizeit“ fördern auf jeden Fall den Gruppenzusammenhalt und somit auch die Therapie.

Falls ein Patient eine Schlafmittelreduktion wünscht, sollte das weitere Vorgehen gleich in der erste Visite besprochen werden. Die Patienten sind zu diesem Zeitpunkt in der Regel zwar noch etwas verunsichert, da sie die Therapie noch nicht so genau kennen, andererseits besteht so die Möglichkeit, die Reduktion abzuschließen und den Patienten bis zur Entlassung noch einige Zeit medikamentenfrei beobachten zu können. Dies gilt wohlgemerkt nur für Schlafmittel, dazu gehören auch niedrig dosierte Antidepressiva, die zum Schlafen verordnet wurden. Dem Patienten sollte dies so auch vermittelt werden. Im Falle einer langjährigen Einnahme von stärker wirksamen Schlafmitteln (z. B. Benzodiazepine), sollte eventuell der Aufenthalt bzw. die Beobachtungs-

Uhrzeit	Tag 1	Tag 2	Tag 3	Tag 4	Tag 5	Tag 6	Tag 7	Tag 8	Tag 9	Tag 10	Tag 11	Tag 12	Tag 13	Tag 14
6.30			Lichttherapie oder Spaziergang											
7.30		Frühstück												
8.00	Aufnahme	**Gruppe** Kennenlernen	**Gruppe** Normaler Schlaf	8.00 Uhr – 9.00 Uhr Nordic Walking										**Einzel** mit Aufklärung über PSG
9.00				**Einzel** Aufklärung Schlaf PSG	Visite	Sport	Zeit zur freien Verfügung	**Gruppe** Krankheitsbild Insomnie	**Gruppe** Wach- und Müdemacher	**Gruppe** Persönlichkeit Insomnie	**Gruppe** Fortführung der Maßnahmen	Visite	**Gruppe** Abschluss	
10.00		Visite (Bei Bedarf Schlafmittelreduktion)												
11.00			Sport	Sport	**Gruppe** Erfahrung BZR			Visite	Sport	Freie Zeit	**Einzel**	**Gruppe** Fortführen der Maßmahmen	**Einzel**	
12.00	**Mittagessen**													Entlassung und Abreise
13.00		Entspannung												
13.30	Vorstellung Pflegepersonal Formalien													
14.00		**Gruppe** Vorstellung Stundenplan	**Gruppe** Zwei Prozessmodell + BZR	**Einzel**	**Gruppe** Folgen des gestörten Schlafes	**Gruppe** Stimuluskontrolle	Zeit zur freien Verfügung	Sport	**Einzel**	**Einzel**	**Gruppe** Theorie Entspannung	Freie Zeit	Freie Zeit	
14.30												**Gruppe** Dysfunktionale Einstellungen	**Einzel** mit Aufklärung über PSG	
15.00											Freie Zeit			
15.30	Aufnahme	**Einzel** Anamnese	**Einzel** Aufklärung über die PSG Befunde	**Gruppe** Ursachen gestörter Schlaf + Schlafstörungen	**Einzel**	**Einzel**		**Einzel**						
16.00														
16.30									**Gruppe** Schlafhygiene	Sport				
17.00														
17.30														
18.00	**Abendessen**													
19.00	Spaziergang													
20.00	Polysomnographie 1 oder 2 Nächte		Beschäftigungstherapie				Zeit zur freien Verfügung	Beschäftigungstherapie				Abschlusspolysomnographie mit Bettzeit		
21.00														
22.00			Zeit zur freien Verfügung					Zeit zur freien Verfügung						
23.00														
23.30			**Schlafzeit bis 6.00 Uhr**											

Abbildung 5: Stundenplan

phase verlängert werden. Die Patienten sollten auf jeden Fall mindestens eine Woche hypnotikafrei sein, bevor sie entlassen werden.

Natürlich muss der Stundenplan den jeweiligen Gegebenheiten angepasst werden. Grundsätzlich sollte die Durchführung der Gruppentherapie an das im Manual beschriebene Vorgehen möglichst nah angelehnt werden. Kreativität und auch Flexibilität in der Vermittlung der Inhalte sind je nach Kompetenz des Therapeuten und den Möglichkeiten vor Ort wünschenswert. Die in Tabelle 3 dargestellte Reihenfolge der Programmpunkte sollte jedoch eingehalten werden.

5.1 Aufnahme und Diagnostik

Die Aufnahmemodalitäten richten sich nach den jeweiligen Gegebenheiten der Klinik. Es sollte zumindest eine ausführliche internistische und neurologische Untersuchung und ein Routinelabor gemacht werden. Die Patienten sollten außerdem von einem Arzt psychiatrisch untersucht werden. In Kapitel 3 wurden bereits die Ein- und Ausschlusskriterien für die Teilnahme an der Gruppentherapie beschrieben.

Tabelle 3: Programmpunkte

Therapiemodul	Einzel-setting	Gruppen-setting
Anamnese	✔	
Polysomnographie (PSG)	✔	
Begrüßung und Informationen über den Ablauf des Programms Stundenplan Schlafprotokoll		✔
Aufklärung über die Befunde anhand der PSG-Daten	✔	
Aufklärung über normalen und gestörten Schlaf und Schlafwahrnehmungsverzerrung		✔
Medikamentenplanung	✔	
Bettzeitenrestriktion (BZR) Schlafdruck Vereinbarung der Bettzeiten Regeln der BZR		✔
Verhaltensanalyse	✔	
Stimuluskontrolle		✔
Edukation über Krankheitsbilder Insomnie		✔
Dysfunktionale Gedanken und Einstellungen		✔
Entspannung		✔
Probleme mit der Therapie	✔	
Weiterführende Verhaltensmaßnahmen	✔	✔
Abschlusspolysomnographie	✔	

5.1.1 Aufnahmegespräch

Das Aufnahmegespräch am Anfang der Therapie dient dazu,

- eine therapeutische Beziehung herzustellen,
- eine Schlafanamnese zu erheben,
- eventuelle Zusatzuntersuchungen zu planen,
- das Absetzen der Schlafmedikation zu planen,
- zur Diagnostik psychiatrischer Komorbiditäten.

Eine unbehandelte Schlafapnoe oder periodische Beinbewegungen im Schlaf sollten schon im Vorfeld der Aufnahme ausgeschlossen sein. Dennoch zeigt die Evaluationsphase, dass sich in der Eingangspolysomnographie noch unerwartet häufig organische Schlafstörungen ergeben können. Eine eigene Studie hat gezeigt, dass die unerkannte Komorbiditätsrate mit organischen Schlafstörungen bei Insomniepatienten bei über 30 % liegen kann, trotz Abklärung der Patienten im Vorfeld (Crönlein et al., 2012). Die Gründe hierfür sind vielfältig. Restless-Legs-Symptome können nicht immer eindeutig beschrieben werden oder sind den Patienten in der ersten Befragung nicht bewusst.

Beispiel:

Frau N. berichtet bei der Aufnahme, dass sie damals beim ersten Gespräch Restless-Legs-Symptome verneint habe. Danach habe sie verstärkt darauf geachtet und dabei seien ihr tatsächlich Kribbelgefühle in den Beinen in Ruhe aufgefallen, die sich bei Bewegung bessern würden.

Bei Schlafapnoe-Syndromen sind Schwankungen der Apnoe-Indizes bekannt. So kann es sein, das ein grenzwertiger Apnoe-Index sich bei der Messwiederholung mit Polysomnographie als behandlungsbedürftig herausstellt. Der schlaffragmentierende Effekt wird durch den Apnoe-Hypopnoe-Arousal-Index ausgedrückt. Die in Tabelle 4 dargestellten Punkte sollten im Aufnahmegespräch erfragt werden (vgl. auch Vorlage „Leitfaden zur Schlafanamnese" auf der CD-ROM).

Es sollte ein genaues Bild des aktuellen Schlafes, des schlafbezogenen Verhaltens und der bisherigen Behandlungsversuche entstehen. Des Weiteren sollten vorsichtig dysfunktionale Kognitionen erhoben werden (Was denken Sie, wenn Sie nachts

Tabelle 4: Beispiel – Schlafanamnese bei Insomniepatienten

Items	Fragen
Bettzeiten	– Wann gehen Sie normalerweise ins Bett und wann stehen Sie normalerweise auf? – Wie unterscheiden sich diese Bettzeiten am Wochenende? – Haben sich Ihre Bettzeiten seit Beginn der Schlafstörung geändert?
Schlafqualität	– Wie lange brauchen Sie zum Einschlafen? Ist Ihr Schlaf erholsam? – Können Sie durchschlafen? – Wachen Sie zu früh auf?
Beginn der Schlafstörung	– Wie und wann hat die Schlafstörung angefangen? – Was haben Sie damals unternommen?
Umgang mit Schlafstörungen	– Was machen Sie, wenn Sie nicht schlafen können? – Welche Gefühle und Gedanken haben Sie nachts während der Wachphasen? – Was befürchten Sie, sind die Folgen Ihrer Schlafstörung? – Was hat sich in Ihrem Alltag seit Beginn der Schlafstörung geändert?
Schlafmittel	– Nehmen Sie Medikamente zum Schlafen? Wenn ja, welche? – Haben die Medikamente geholfen? – Wollen Sie die Medikamente absetzen?

Tabelle 4: Beispiel – Schlafanamnese bei Insomniepatienten (Fortsetzung)

Items	Fragen
Tagesbefindlichkeit	– Legen Sie sich tagsüber hin? Können Sie den verlorenen Schlaf nachholen? – Wie fühlen Sie sich tagsüber? – Sind sie müde? – Machen Sie mehr Fehler?
Hinweis auf körperliche Schlafstörungen	– Schnarchen Sie? – Ist Ihre nächtliche Atmung schon einmal untersucht worden? – Haben Sie Kribbelgefühle in den Beinen, die sich bei Bewegung bessern (Restless-Legs-Symptome)?
Therapieerwartung	– Welche Erwartungen haben Sie an die Therapie?
Psychiatrische Komorbidität	– Psychiatrische Anamnese mit einem Schwerpunkt auf der Abklärung von Depressionen

wachliegen? Was befürchten Sie, sind die Folgen Ihrer Schlafstörung?). Über das Bild der Insomnie hinaus sollten psychiatrische Komorbiditäten (vor allem Depressionen oder Angststörungen) erhoben werden. Wichtig ist an dieser Stelle auch die Erwartung des Patienten an die Therapie zu erfragen. In den späteren Einzelgesprächen sollte die biografische Anamnese (soweit relevant für die Entwicklung der Schlafstörung) vervollständigt werden.

5.1.2 Polysomnographie

Eine Polysomnographie (PSG) sollte am Anfang und am Ende der Therapie durchgeführt werden. Für den klinischen Gebrauch reicht eine einmalige Diagnostiknacht. Die Messung des objektiven Schlafes könnte auch mit ambulanten Methoden durchgeführt werden. Falls keine entsprechenden Einrichtungen vorhanden sind, kann eventuell eine Kooperation mit nahegelegenen Schlaflaboren stattfinden. Für die Durchführung der PSG soll an dieser Stelle auf die Standardkriterien der Deutschen Gesellschaft für Schlafforschung und Schlafmedizin hingewiesen werden (Iber et al., 2007; Penzel et al., 1993).

Exkurs:

An dieser Stelle wird auf den sogenannten „First Night"-Effekt (FNE) hingewiesen werden, den auch Insomniepatienten zeigen (vgl. auch Kap. 2.2.1). Die Verbesserung zur zweiten Ableitenacht am Ende der Therapie ist also auch diesem Effekt mit geschuldet. Die Evaluation des Therapieprogramms zeigt jedoch, dass der therapeutische Effekt den FNE übersteigt.

Die Patienten sollten über ihren Schlaf individuell aufgeklärt werden, wobei die Aufklärung möglichst zeitnah erfolgen sollte.

Für das Gespräch mit dem Patienten sind schlafmedizinische Grundkenntnisse notwendig. Wichtig für den Patienten sind vor allem die Einschlaflatenz (Sleep Onset Latency SOL), die Schlafdauer (Total Sleep Time TST) und die Wachzeit nach dem Einschlafen (Wake after Sleep Onset WASO). Es kann auch noch auf den prozentualen Tiefschlafanteil eingegangen werden (% Deltasleep of Sleep Period Time). Am Hypnogramm lässt sich vor allem die Schlafkontinuität (anhand der Unterbrechungen des Schlafes) aufzeigen.

Beschreibung des Hypnogramms in Abb. 6: Sie sehen hier die Aufzeichnung Ihres physiologischen Schlafes. Man kann sehen, dass Sie rasch einschlafen, jedoch nach kurzer Zeit schon wieder aufwachen und dann längere Zeit wachliegen. Dann schlafen Sie richtig ein und erreichen kurz den Tiefschlaf. Sie zeigen einen zyklischen Schlafablauf, das bedeutet der Schlaf ist durch REM-Schlafphasen in Zyklen eingeteilt ist. Allerdings sind die Schlafzyklen durch mehrere Wachphasen unterbrochen. Insgesamt ist dies hier ein Beispiel für einen schlechten Schlaf.

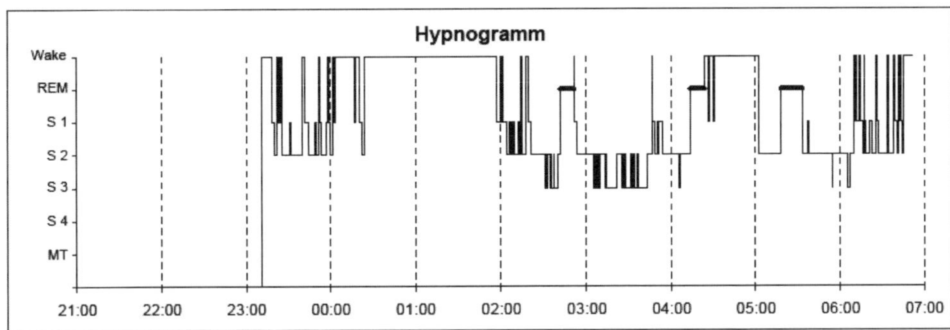

Zusammenfassung

Kapitel :	Seiten	Zeit	Dauer	Seiten	Zeit	Dauer
	1	21:57:07	534:30			

Zeit-Licht aus :	21:57:07		Zeit im Bett (TIB) :	534:00 min.
Zeit-Licht an :	06:51:07			
Epochenanzahl :	1069		Epochenlänge :	30 sec
Aufnahmezeit :	08:54:30			
Klassifikationsbeginn :	23:11:07		Klassifikationszeit :	460:30 min.
Klassifikationsende :	06:51:37			
Schlafbeginn :	23:18:37		Schlafperiode (SPT) :	446:00 min.
Schlafende :	06:44:37		Totale Schlafzeit (TST) :	284:30 min.
Stadien-Wechsel:	147		Schlafeffizienz-Ind. (SEI) :	53%
Stadienw. nach wach :	30	(>1 min: 15)	Totale Wachzeit (WASO) :	161:30 (36,2%)
Schlaflatenz Stadium 1 :	81:30	min.		
Schlaflatenz Stadium 2 :	83:00	min.		

Schlafüberblick :	Stadium	Gesamt	% (SPT)	Latenz
Nicht klafiz. : 0,0%	Wake	161:30	36,2%	3:30
	REM	35:00	7,8%	202:00
	S 1	42:00	9,4%	0:00
	S 2	176:30	39,6%	1:30
	S 3	30:00	7,0%	192:00
	S 4	0:00	0,0%	
	MT	0:00	0,0%	

Definition der Schlafparameter

Zeit im Bett (TIB) :	Gesamtaufnahmezeit zwischen Licht aus und Licht an.
Schlafbeginn :	Beginn Stadium 2 oder eines anderen Schlafstadiums außer Stadium 1
	Der Zeitpunkt am Ende der letzten Schlafepoche.
Schlafende :	Die Zeit zwischen Schlafbeginn und Schlafende.
Schlafperiode (SPT) :	Die echte Schlafzeit, abzüglich aller Wachzeiten und nichtklassifizierten Epochen.
Totale Schlafzeit (TST) :	MT (movement time) wird dabei als Schlafzeit gewertet.
Schlafeffizienz-Ind (SEI) :	Das Verhältnis von TST zu TIB in % (TST/TIB x 100).
Tot. Wachzeit (WASO) :	Die Zeit innerhalb von SPT, die "wach" verbracht wurde.
Stadienw. nach wach :	Gesamtzahl der Wechsel von einem Schlafstadium zu einem Nichtschlafstadium.
Schlaflatenz Stadium 1 :	Zeit von Licht aus bis zur ersten Epoche Stadium 1,
Schlaflatenz Stadium 2 :	bevor Stadium 2 oder ein anderes Schlafstadium auftritt.
Schlafüberblick :	Zeit von Licht aus bis zum ersten Stadium 2.
	Tabelle über die einzelnen Stadien, bezogen auf SPT.
Gesamt :	Zeitanteil des jeweiligen Stadiums an der SPT.
% (SPT) :	Prozentualer Anteil des jeweiligen Stadiums an der SPT.
Latenz :	Zeit von Schlafbeginn bis zum Erreichen des jeweiligen Stadiums.

Abbildung 6: Beispiel eines polysomnographischen Befundes

5.1.3 Fragebögen

Fragebögen können die Dokumentation vereinfachen, sind jedoch kein integrativer Bestandteil dieser Therapie.

Es gibt mittlerweile eine Reihe von Fragebögen für den schlafmedizinischen Bereich. Im Bereich der Insomnie war der Pittsburgh Schlaf Qualitäts Index (PSQI; Buysse et al., 1989) über Jahre hinweg der einzige Fragebogen zur Messung von Therapieeffekten. Er wurde von Backhaus für den deutschsprachigen Bereich validiert (Backhaus et al., 2002). Das Problematische beim PSQI ist, dass die Schlafqualität und nicht der Insomnieschweregrad gemessen wird. Außerdem ist er sehr umständlich auszuwerten. Morin publizierte mit dem Insomnia Severity Index (ISI) den ersten insomniespezifischen kurzen Fragebogen, der die Schlafqualität als auch die die eingeschränkte Tagesbefindlichkeit misst (Bastien et al., 2001). Die Regensburg Insomnie Rating Scale (RIS) wurde von der Autorin entwickelt und misst insbesondere Symptome der psychophysiologischen Insomnie (Pieh et al., 2012). Ein Instrument zur Differenzialdiagnostik unterschiedlicher Insomnietypen steht noch aus, ist jedoch auch schwierig zu entwickeln, da sich viele Formen überschneiden.

Für die Messung des Therapieerfolges wird entweder der ISI oder die RIS (vgl. Abb. 7 und Vorlage auf der CD-ROM) empfohlen, wobei darauf hingewiesen werden muss, dass die Fragebögen die Symptome über eine bestimmte Zeitspanne abfragen.

Regensburger Insomnia Rating Scale (RIS)

Datum: ________ Name: ______________________ Geb.Datum: ________

Die folgenden Fragen sollen Ihrem behandelnden Therapeuten eine Einschätzung Ihrer Schlafstörung ermöglichen. Bitte beantworten Sie die Fragen, indem Sie nachfolgend bei der zutreffenden Antwort ein Kreuz machen. Es darf nur ein Kreuz pro Frage bzw. Aussage gemacht werden. Die Fragen beziehen sich auf die **letzten vier Wochen**.

0. Meine üblichen Bettzeiten sind von ___________ Uhr abends
bis ___________ Uhr morgens

	1–20 Min.	20–40 Min.	40–60 Min	60–90 Min.	mehr als 90 Min.
1. Wie viele Minuten brauchen Sie in der Regel um einzuschlafen?	0	1	2	3	4
	0–1 Std.	**2–3 Std.**	**4 Std.**	**5–6 Std.**	**7 Std. und mehr**
2. Wie viele Stunden glauben Sie, durchschnittlich nachts zu schlafen?	4	3	2	1	0
	immer	**meistens**	**manchmal**	**selten**	**nie**
3. Ich kann durchschlafen	0	1	2	3	4
4. Ich wache schon bei leichten Geräuschen auf	4	3	2	1	0
5. Ich wache zu früh auf	4	3	2	1	0
6. Ich habe das Gefühl, die ganze Nacht kein Auge zugetan zu haben	4	3	2	1	0
7. Ich denke viel über meinen Schlaf nach	4	3	2	1	0
8. Ich habe Angst ins Bett zu gehen, da ich befürchte, nicht schlafen zu können.	4	3	2	1	0
9. Ich fühle mich voll leistungsfähig	0	1	2	3	4
10. Ich nehme Schlafmittel, um einschlafen zu können	4	3	2	1	0

Abbildung 7: Regensburg Insomnia Rating Scale

5.2 Einführung in die Therapie

Übersicht:

- Die Patienten sollen „ankommen" (Sicherheit vermitteln, Therapiemotivation)
- Vorstellung des Therapeuten
- Kennenlernen der Gruppenteilnehmer
- Formulierung der Therapieziele
- Stundenplan verteilen und erklären
- Informationen zu Formalien (z. B. Essenszeiten, Einzelgespräche, Ablauf der PSG)
- Schlafprotokoll einführen

Material:

- Flipchart, Tafel
- Stundenpläne (Vorlage vgl. CD-ROM)
- Schlafprotokoll (vgl. CD-ROM)

Ein stationäres standardisiertes Programm erweckt Hoffnung, aber auch Ängste. „Wer kann mir dann noch helfen, wenn dies hier schief geht?" Je nach Persönlichkeit und individueller Vorerfahrung werden also hohe Erwartungen an den Therapeuten herangetragen. Hinzu kommt die Tatsache, dass sich die Patienten als Gruppe schon im Laufe der ersten beiden Tage kennengelernt haben. In der Regel sind alle bei der Begrüßungsrunde schon beim „Du" angelangt und kennen die Namen der einzelnen Gruppenmitglieder unter Umständen schon besser als der Therapeut.

Die Begrüßungsrunde hat im Sinne des Primäreffektes also eine besondere Bedeutung. Um die hohen Erwartungen aufrechtzuerhalten und etwaige Ängste und Misstrauen zu reduzieren, sollte in der ersten Sitzung vor allem auf die evidenzbasierte Grundlage des Therapieprogramms hingewiesen werden. Die Therapeutenvariable ist ebenso wichtig, seine Überzeugtheit ist es, die überzeugt.

Auch wenn bei Insomniepatienten ein hoher Leidensdruck besteht, müssen sie für verhaltenstherapeutische Maßnahmen meist noch motiviert werden. Die diesbezügliche Ambivalenz speist sich aus störungsspezifischen Ängsten und einer oft langen Patientenkarriere.

Wie kann man das Vertrauen gewinnen? Zunächst ist es wichtig, dem Patienten Sicherheit zu vermitteln. Dies gelingt, indem man rasch auf die formellen Teile der Therapie zu sprechen kommt, hierzu gehören das Schlafprotokoll, die Polysomnographie usw. Diese „handfesten" Bestandteile der Therapie vermitteln die Sicherheit, dass hier nicht „aus dem Bauch heraus" therapiert wird, sondern nachvollziehbar und messbar. In dem Moment, in dem der Patient Vertrauen gewinnt und sich auf die Therapie einlässt, *ohne* alle Details vorher zu kennen, hat er bereits einen Teil seiner Angst überwunden. Die dysfunktionale Einstellung „Mir kann doch keiner helfen" ist somit zumindest in Frage gestellt. Die Teilnehmer sollten also am Ende der ersten Sitzung den Eindruck eines kompetenten und überzeugten Therapeuten und eines fundierten Therapieprogramms haben.

5.2.1 Kennenlernrunde, Vertrauen gewinnen

Die Kennenlernrunde erfolgt wie üblich reihum. Die Gruppenmitglieder sollten sich mit Namen, schlafbezogener Vorgeschichte und ihren Wünschen an die Therapie (Therapieziele) vorstellen. Erfahrungsgemäß zeigt sich hier schon die unterschiedliche Zusammensetzung der Gruppenmitglieder, mit Teilnehmern, die einen komplizierten Verlauf und anderen, die eine relativ einfache Vorgeschichte mitbringen. Die von den Teilnehmern genannten Ziele können gleich sinngemäß an die Tafel geschrieben werden, dabei sollten die Formulierungen übernommen werden.

Beispiele:

Frau M. leidet seit Jahren unter Schlafstörungen. Sie gibt an, höchstens auf 2 bis 3 Stunden Schlaf zu kommen. Wenn sie 5 Stunden schlafen könnte, wäre sie schon zufrieden.

Herr Y. möchte gerne wieder leistungsfähig sein.

Wenn die Ziele notiert sind sollte darauf hingewiesen werden, dass es das primäre Ziel ist, **die Fähigkeit zu vermitteln, die Schlafqualität eigenständig verbessern zu können**.

Ziel der Therapie ist nicht, nach 10 Tagen sechs Stunden durchzuschlafen, dies ist physiologisch nach einer so langen Zeit gestörten Schlafes nicht möglich. Ziel ist, Sie so zu schulen, dass Sie langfristig Ihre Schlafqualität ohne Medikamente stabil verbessern können.

Man sollte sich in dieser Runde mit der Korrektur von Erwartungen oder dysfunktionalen Denkmustern noch zurückhalten. Diese Runde dient dazu, dass die Teilnehmer ankommen. Vorzeitiges Therapieren würde die Teilnehmer verunsichern. Falls Fragen, wie z. B. „Wie wollen Sie es schaffen, uns in so kurzer Zeit zu heilen?", kommen, kann zurückhaltend geantwortet und auf spätere Sitzungen verwiesen werden. Man sollte hier nicht ein „Kochrezept" verraten, sondern die Teilnehmer eher dazu einladen, sich auf diese erfolgreich erprobte Therapie einzulassen.

5.2.2 Vorstellung des Stundenplanes

Der Stundenplan sollte anhand der ausgeteilten Materialien besprochen werden. Hier ist es notwendig, auf die genaue Einhaltung der Maßnahmen hinzuweisen. Der Stundenplan ist also nicht optional. Die Einhaltung der Therapiemaßnahmen bestimmt den Therapieerfolg. Wichtig an dieser Stelle ist auch, nicht schon zu ausführliche Informationen über die einzelnen Therapiemaßnahmen zu vermitteln, da dies erst später bei der Besprechung der einzelnen Therapiemodule erfolgen soll.

Sie sehen den Stundenplan. Ich werde Ihnen nun ein paar Informationen über den Ablauf geben und die einzelnen Module erklären.

Bei der Erklärung des Stundenplanes kann chronologisch vorgegangen werden. Man sollte mit der Polysomnographie (PSG) beginnen, und dann die einzelnen Module wie Entspannung, Gruppenedukationssitzungen usw. erklären.

In den Gruppensitzungen erfahren Sie alles über die Therapie. Hier werden Informationen vermittelt, die Sie gleich umsetzen können. Sie können hier alle Fragen stellen, die Ihre Schlafstörung oder die Therapie betreffen. In den Einzelsitzungen können individuelle Probleme besprochen und auch alle anderen Dinge behandelt werden, die Sie nicht in der Gruppe ansprechen wollen, z. B. Schwierigkeiten mit der Therapie.

Sie sehen, dass im Stundenplan sehr frühe Aufstehzeiten eingetragen sind, was es damit auf sich hat, erfahren Sie in der Stunde zur Bettzeitenrestriktion. Überhaupt werden Sie während dieser Therapie nach und nach die einzelnen Maßnahmen ausreichend vermittelt bekommen.

5.2.3 Erklärung von Formalien

Zu den Formalien gehören die jeweiligen Gegebenheiten der Station (Essens- und Visitenzeiten, Stationszimmer, Vereinbarung der Einzelgespräche, Ausgehzeiten, Ablauf der Polysomnographie, nächtlicher Rundgang des Pflegepersonals etc.). Gegebenenfalls bietet es sich an, einen Teil dieser Informationen durch das Pflegepersonal erklären zu lassen. Die Erfahrung hat gezeigt, dass es bei bestimmten Punkten immer wieder zu sehr kritischen Fragen kommt. Im Folgenden soll kurz auf die häufigsten Brennpunkte hingewiesen werden:

- *Medikamentenausgabe.* In der Regel müssen die Patienten ihre Medikamente im Krankenhaus abgeben. Dies führt auch aus störungsimmanenten Gründen (Angst davor, die Stütze in Form der Medikamente zu verlieren) immer wieder zu Diskussionen.
- *Rundgang des Pflegepersonals.* Ebenso angstauslösend kann der nächtliche Rundgang des Pflegepersonals sein („Wie soll ich schlafen, wenn ich nachts dauernd geweckt werde?").
- *Zweitbettzimmer.* Die Tatsache, dass sie als Schlafgestörte mit einer fremden Person in einem Zimmer übernachten müssen, stellt für Patienten in der Regel eine Überwindung dar.

An dieser Stelle kann darauf hingewiesen werden, dass dieser Umstand durchaus in das therapeutische Konzept passt. Viele Patienten erwarten, dass sie in der Therapie unter optimalen Bedingungen recht schnell wieder schlafen können. Fakt ist jedoch, dass es sich hier im Gegensatz zu Kuraufenthalten nicht um Erholung, sondern um eine aktive therapeutische Mitarbeit handelt. Je schwieriger die Bedingung, unter der gelernt wird, desto intensiver und nachhaltiger der Effekt.

Wichtig:

Je mehr Formalien zu Beginn der Therapie klar geklärt werden, desto weniger Unmut kann während der Therapie durch Missverständnisse entstehen.

5.2.4 Einführung in die Benutzung des Schlafprotokolls

Die Dokumentation des Schlafes mit einem Schlafprotokoll begleitet die gesamte Therapie. Das Schlafprotokoll ist Grundlage für therapeutische Gespräche in Visiten, im Einzel- oder Gruppensetting. Es ist eine tägliche Dokumentationsvorlage des subjektiven Schlafes. Es sollte mindestens Informationen über die Bettzeiten, die Schlafdauer, die Einschlafzeit und nächtliche Wachzeiten beinhalten. Darüber hinaus ist es sinnvoll, die subjektive Qualität des Schlafes und eine eventuelle Medikamenteneinnahme zu erfassen. Es gibt verschiedene Schlafprotokolle, die teilweise auch über die Homepage der Deutschen Gesellschaft für Schlafmedizin und Schlafforschung erhältlich sind. Da ein Schlafprotokoll täglich über einen langen Zeitraum ausgefüllt werden muss, sollte es den Ansprüchen der Handhabbarkeit und Übersicht genügen. Es hat sich häufig gezeigt, dass Patienten den Überblick verlieren bzw. es als zu mühsam empfinden, wenn zu viele Werte erfasst werden. Wir empfehlen daher die Benutzung des in Abbildung 8 dargestellten Schlafprotokolls (vgl. auch Vorlage auf der CD-ROM). Dieses Schlafprotokoll gibt einen guten Überblick über die mittlere Schlafzeit, die Bettzeiten und die Wachzeiten. Die schwarzen Balken zeigen den subjektiven Schlaf an und die dünne Linie informiert darüber, wann die Patienten „wach im Bett" liegen. Das Beispiel in Abbildung 8 zeigt, dass der Patient Probleme mit dem Einschlafen und Durchschlafen hat und die Bettzeiten zwischen 22.00 Uhr und 6.00 Uhr bzw. 7.00 Uhr liegen.

Bei der Einführung des Schlafprotokolls sollte auf folgende Punkte hingewiesen werden:

1. *Tägliches Ausfüllen des Schlafprotokolls.* Dabei empfiehlt es sich, das Schlafprotokoll am Morgen beim Frühstück oder noch vorher, gleich nach dem Aufwachen auszufüllen. Spätere Einträge verringern die Genauigkeit.
2. *Nachts nicht auf die Uhr sehen.* Das Schlafprotokoll soll den Schlafablauf nicht stören. Es soll aus der Erinnerung heraus ausgefüllt werden, es geht nicht um exakte Zeitangaben.

Dieses Protokoll wird die Grundlage unserer Therapie bilden, von daher bitten wir Sie, sorgsam darauf zu achten und es jeden Tag auszufüllen. Anhand des Schlafprotokolls können wir uns ein Bild über den Therapieverlauf machen.

Schlafprotokoll

Name: ______________________

Beispiel: Schlaf | Dösen oder Halbschlaf | wach im Bett

Datum:		0:00 – 6:00 – 12:00 – 18:00 – 24:00	Bemerkung:
	Mo		
	Di		
20. 9.	Mi		
8.3.	Do		
9.3.	Fr		Zopiclon
10.3.	Sa		
11.3.	So		
12.3.	Mo		Zopiclon
13.3.	Di		
14.3.	Mi		
15.3.	Do		Zopiclon
16.3.	Fr		
17.3.	Sa		
18.3.	So		
19.3.	Mo		Zopiclon
20.3.	Di		
21.3.	Mi		
22.3.	Do		
23.3.	Fr		
24.3.	Sa		
25.3.	So		

Abbildung 8: Beispiel eines ausgefüllten Schlafprotokolls

Ich erkläre Ihnen jetzt, wie man das Schlafprotokoll ausfüllt. Sie sollten es immer morgens vor dem Frühstück kurz ausfüllen. Am besten liegt es auf dem Nachttisch. Machen Sie bitte einen kleinen senkrechten Strich auf der Zeitachse, wann Sie gestern ins Bett gegangen sind (z. B. Hier bei 22.30 Uhr). Machen Sie nun einen senkrechten Strich an der Stelle, wo Sie morgens aufgestanden sind. Nun füllen Sie die Bettzeiten mit den jeweiligen Strichmustern aus, ganz nach dem Gefühl, wie sie geschlafen haben. Machen Sie entweder einen waagerechten dicken Strich wenn sie glauben, geschlafen zu haben oder eine dünne Linie, wenn Sie meinen wach gewesen zu sein. Wenn Sie meinen, nur leicht geschlafen zu haben, bzw. gedöst zu haben, machen Sie bitte eine gewellte Linie. Bitte schauen Sie nachts nicht auf die Uhr! Es kommt uns nur auf Ihre Einschätzung an.

Schlafprotokolle werden von Insomniepatienten in der Regel über sehr lange Zeit und ausdauernd geführt. Nachdem sie sich daran gewöhnt haben, berichten viele, dass es ihnen die Möglichkeit gibt, ihr Schlafverhalten besser zu beurteilen.

Häufig wird kritisch gefragt, ob die Schlafdokumentation nicht wieder die unerwünschte Selbstbeobachtung fördert. Die Antwort lautet „Nein". Vorausgesetzt der Patient sieht nachts nicht auf die Uhr. Im Gegenteil, die klinische Erfahrung zeigt, dass sich durch Selbstbeobachtung bereits die Ausprägung einer Symptomatik ändern kann.

Die Dokumentation des Schlafes ist also bereits eine therapeutische Intervention und kann die Schlafwahrnehmung verbessern. Dies gilt insbesondere bei Insomniepatienten, für die Schlaf ein sehr emotions- und auch angstbesetztes Thema ist. Die Selbstsicht, ein schlechter Schläfer zu sein, führt oft dazu, den Schlaf global schlecht einzuschätzen. Je enger das Zeitfenster, desto differenzierter wird dann auch die Einschätzung.

Durch das Schlafprotokoll wird der Patient von seiner Globalsicht („Ich bin ein schlechter Schläfer") zu einer differenzierteren Wahrnehmung des Schlafes geführt. Zum Beispiel kann bei der Auswertung des Schlafprotokolls darauf hingewiesen werden, dass es ja auch „gute Nächte" gibt und der Körper anscheinend fähig ist, sich Schlaf zu holen.

5.3 Aufklärung über den Schlaf und Schlafstörungen

Übersicht:

Folgende Inhalte sollen vermittelt werden:
- Schlaf ist ein dynamischer Prozess.
- Schlafkontinuität ist ein wichtiges Kriterium für die Schlafgüte.
- Der Körper kann fehlenden Schlaf durch „tieferes Schlafen" kompensieren.
- Die Schlafwahrnehmung stimmt in der Regel nicht mit dem gemessenen Schlaf überein, Schlaf wird bei Insomniepatienten häufig unterschätzt.

Material:

- Schlafstadium 1 (vgl. Vorlage auf der CD-ROM)
- Schlafstadium 2 (vgl. Vorlage auf der CD-ROM)
- Tiefschlaf (vgl. Vorlage auf der CD-ROM)
- REM-Schlaf (vgl. Vorlage auf der CD-ROM)
- Hypnogramm (vgl. Vorlage auf der CD-ROM)

Diese Inhalte sind die Basis für das Verstehen der chronobiologischen Methoden, wie z. B. der Bettzeitenrestriktion, und sie helfen, dysfunktionale Kognitionen zu revidieren. Es wird empfohlen, sich vorher in die entsprechende Fachliteratur einzulesen (vgl. Literaturvorschläge im Anhang, S. 102). Wenn möglich sollte die Aufklärung über den im Schlaflabor stattfinden. Die Patienten haben dies in der Entwicklungsphase des Programms als sehr informativ empfunden. Falls keine Messung des Schlafes durchgeführt werden kann, sind die Materialvorlagen zu benutzen.

5.3.1 Normaler Schlaf

Schlaf ist ein dynamischer Prozess: Die Vermittlung der Tatsache, dass das Gehirn auch im Schlaf arbeitet und dies anhand sich ständig verändernder Gehirnwellenmuster nachvollziehbar ist, soll den Patienten nicht nur informieren, sondern auch beruhigen. Vor allem die Tatsache, dass mehrfaches Aufwachen in der Nacht nichts Ungewöhnliches ist, sondern sogar zum normalen Schlafablauf dazu gehört, revidiert das Bild von gesundem Schlaf als „Hinlegen und Durchschlafen". Anhand von polysomnographischen Daten (vgl. Abbildungen 9 bis 13) sollten folgende Informationen vermittelt werden:

Schlaf ist kein statischer Zustand! Das Gehirn arbeitet während des Schlafes weiter. Dies sieht man an den sich kontinuierlich verändernden Gehirnwellen. Wenn wir schlafen, wechseln wir zwischen leichtem und tiefem Schlaf und dem sogenannten REM-Schlaf. Auch Wachsein beziehungsweise Aufwachen gehören dazu. Ich zeige Ihnen jetzt Beispiele unterschiedlicher Schlafstadien.

Hierzu können entweder PSG-Daten am Computer im Schlaflabor benutzt werden (s. Kap. 5.1.2) oder auch die Abbildungen 9 bis 13, die verschiedene Schlafstadien zeigen (vgl. auch die Vorlagen auf der CD-ROM).

Sie sehen hier Beispiele für leichten und tiefen Schlaf. Hier sehen Sie *(Abbildung 10 bzw. Material Schlafstadium 1 zur Veranschaulichung verwenden)* eine Zunahme von langsamen Wellen. Dieses Muster ändert sich kontinuierlich. Schlaf beginnt also nicht abrupt, sondern wir gleiten in den Schlaf hinein. Dabei wechseln sich „Schlafwellen" und „Wachwellen" ab, bis sich das Gehirn auf Schlaf eingestellt hat. Das bedeutet auch, dass der Schlaf besonders in der Anfangsphase nicht richtig eingeschätzt werden kann. Insomniepatienten benötigen eine längere Dauer ungestörten Schlafes, bis sie diesen wahrnehmen *(vgl. auch die Hinweise in Kapitel 5.3.3).*

An dieser Stelle kann auch auf die kompensatorischen Mechanismen des Tiefschlafes eingegangen werden (vgl. Kapitel 5.3.2 und auch Borbély, 1991).

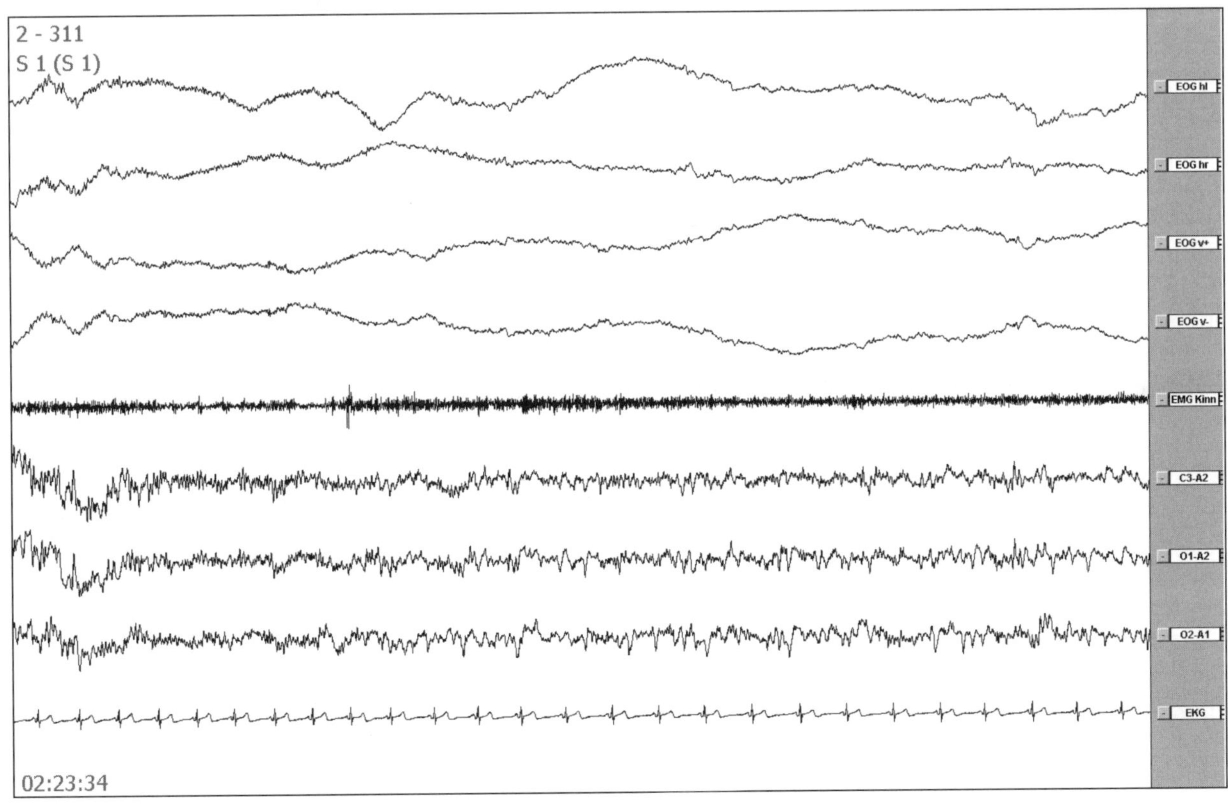

Abbildung 9: Schlafstadium 1 (© Peter Geisler, Regensburg)

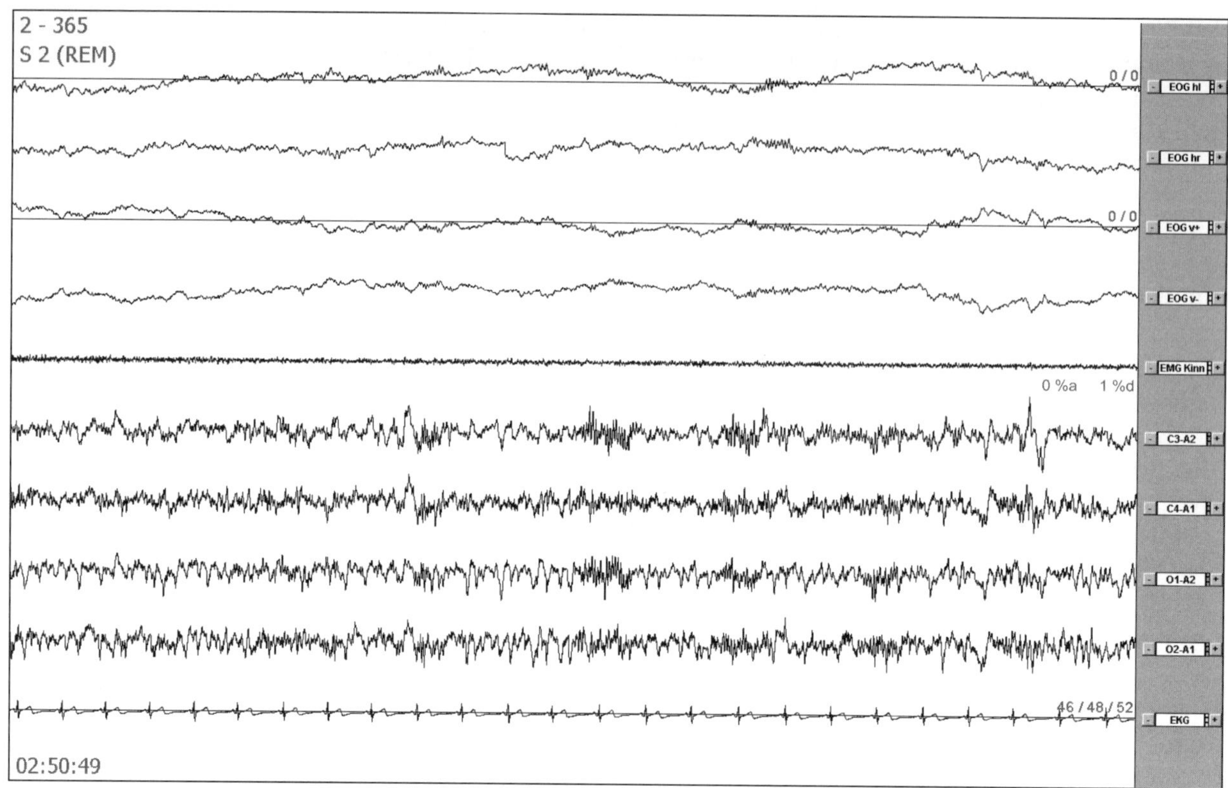

Abbildung 10: Schlafstadium 2 (© Peter Geisler, Regensburg)

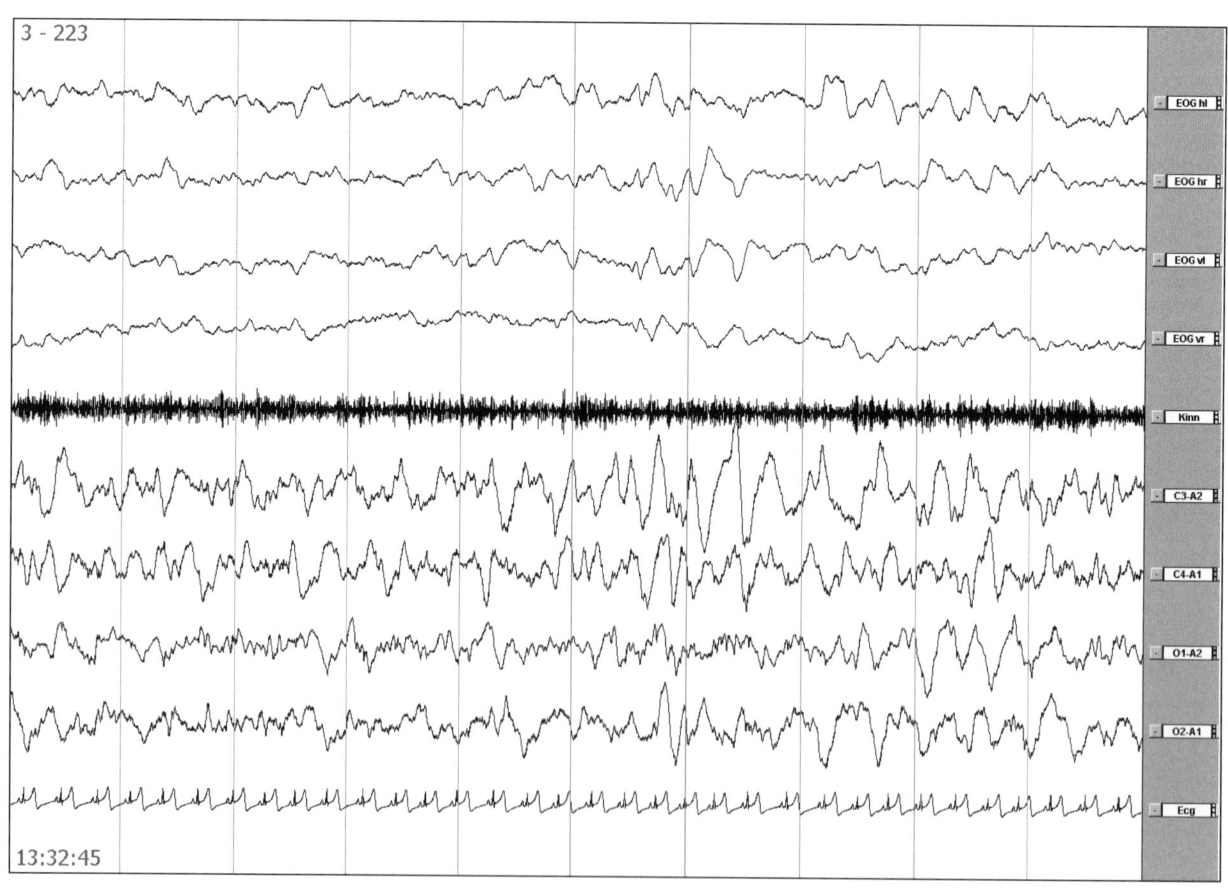

Abbildung 11: Tiefschlaf (© Peter Geisler, Regensburg)

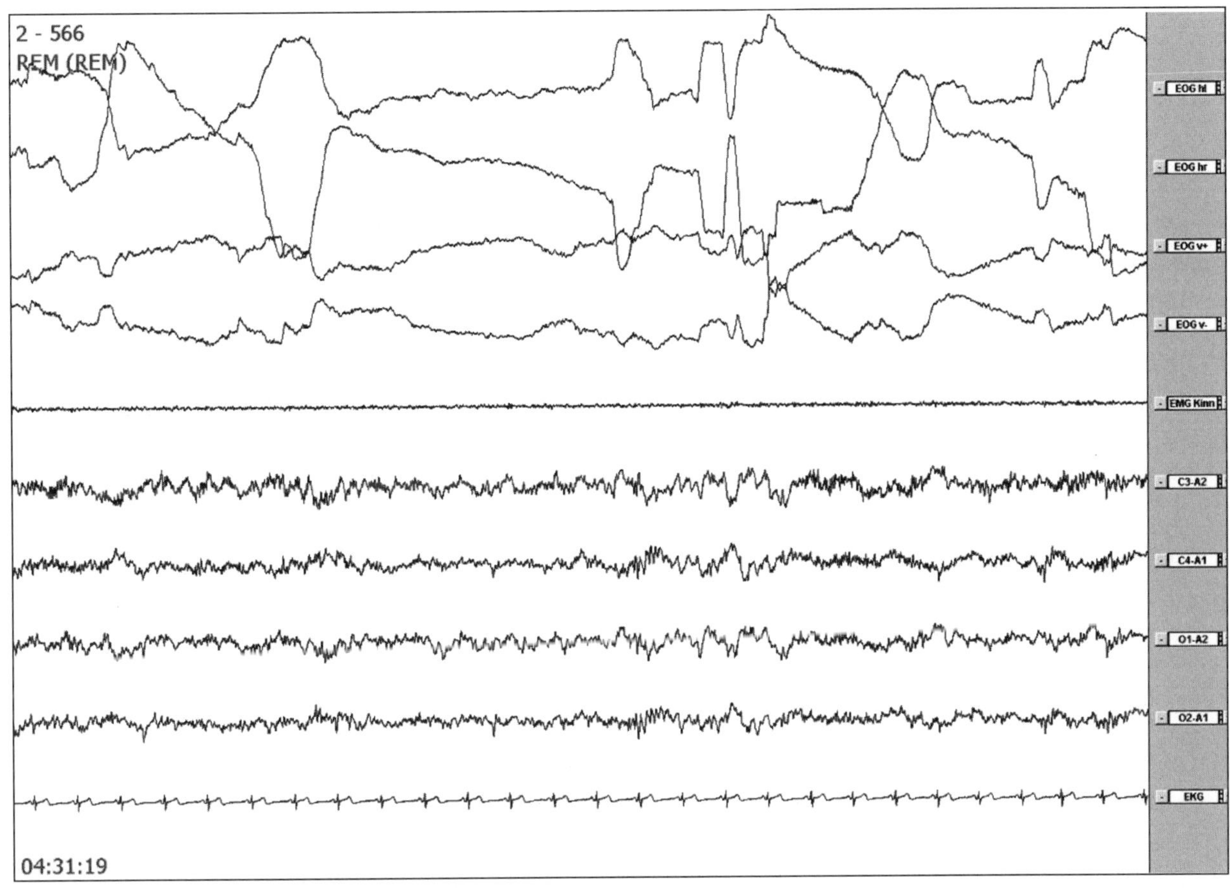

Abbildung 12: REM-Schlaf (© Peter Geisler, Regensburg)

Hier haben wir den Tiefschlaf *(Abbildung 11 bzw. Material Tiefschlaf zur Veranschaulichung verwenden).* Studien haben gezeigt, dass man nach einer durchwachten Nacht mehr Tiefschlaf hat. Der Körper kann also fehlenden Schlaf durch intensives Schlafen kompensieren.

Die Funktion des REM-Schlafs ist noch nicht geklärt. Er tritt mehrmals während der Nacht auf und teilt den Schlaf in sogenannte Zyklen *(Abbildung 12 bzw. Material REM-Schlaf zur Veranschaulichung verwenden).* Während des REM-Schlafs haben wir eine ganz niedrige Muskelspannung und eine recht lebendige kognitive Aktivität. Wenn man Menschen aus dem REM-Schlaf weckt, können sich diese oft gut an Träume erinnern.

Man weiß aus Untersuchungen, dass die Güte, bzw. die Qualität des Schlafs vor allem von seiner Kontinuität abhängt. Je ungestörter der Schlafablauf ist, desto besser wird er beurteilt.

Nicht die Dauer des Schlafs, sondern die Kontinuität ist wichtig.

Zur Veranschaulichung kann hier auch das Beispiel eine ruhige Bootsfahrt im Vergleich zu einer unruhigen Bootsfahrt, die durch häufige Landgänge unterbrochen ist, verwendet werden.

Im Zusammenhang mit der Aufklärung über den normalen Schlaf sollte auch über folgende Schlafparameter aufgeklärt werden:

1. Hypnogramm (vgl. Abbildung 13), Abfolge von NREM- und REM-Schlaf.
2. Normale Schlafdauer (5 bis 9 Stunden).
3. Nächtliches kurzes Aufwachen ist normal.
4. Eine Einschlafdauer bis zu 20 Minuten ist normal.

In der Regel ergeben sich hier zahlreiche Fragen zur Schlafregulation, was entsprechend zu einer regen Diskussion mit den Teilnehmern führt (vgl. auch Kapitel 5.3.2 und 5.3.3).

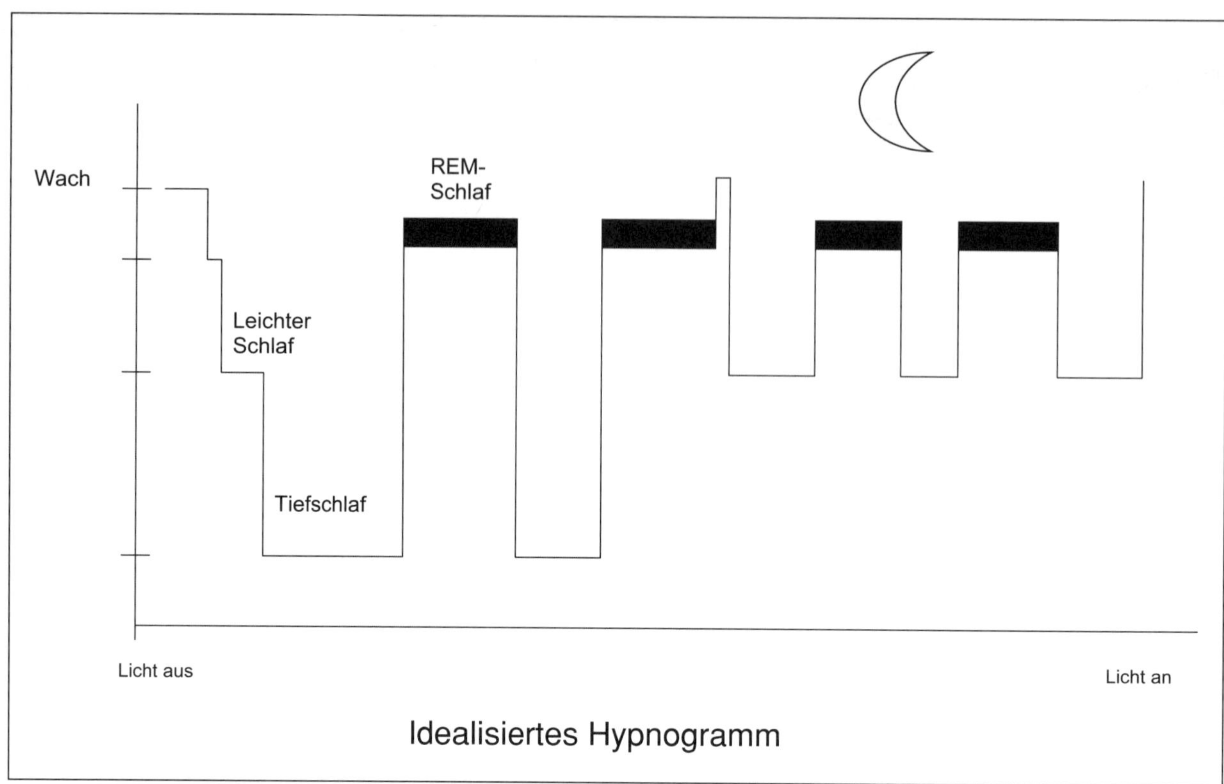

Abbildung 13: Hypnogramm

5.3.2 Kompensation von fehlendem Schlaf

Wie in Kapitel 5.3.1 bereits erwähnt, kann fehlender Schlaf durch intensives Schlafen kompensiert werden. Dieser Aspekt sollte nochmals explizit erwähnt werden:

> Der Körper holt sich den fehlenden Schlaf. Ich erkläre Ihnen noch einmal, wie das geht.

Der Tiefschlaf wird schon aufgrund seines Namens von Insomniepatienten oft als „guter" und „erholsamer" Schlaf angesehen. Zweifelsohne hat der Deltaschlaf eine besondere Bedeutung für die Erholung. Dies leitet sich schon aus der Tatsache ab, dass nach einem Schlafentzug zuerst der Tiefschlaf nachgeholt wird und später der REM-Schlaf. Beide Phänomene bezeichnet man als Tiefschlaf- bzw. REM-Schlaf-Rebound. Und genau hier steckt eine wichtige therapeutische Information für die Patienten: Der Körper kann fehlenden Schlaf durch intensiveres Schlafen kompensieren! Schlaf kann also in dem Sinne nicht „verloren" gehen.

Die meisten Patienten können alleine durch diese Information schon beruhigt werden, da viele mehr oder weniger bewusst einen kumulativen Effekt ihres Schlafdefizits befürchten („Irgendwann muss ich ja mal krank werden, bei so wenig Schlaf"). An dieser Stelle erfolgt also bereits ein Vorgriff auf die Frage „Macht Schlafmangel krank?" (vgl. Kapitel 5.4.2 und 5.6.2; vgl. auch Borbély, 1991).

5.3.3 Aufklärung über die Schlafwahrnehmung

Beispiel:

Th: Wie viele Stunden schlafen Sie?
Pat: Weiß nicht, höchsten drei oder vier.
Th: Wie viele Stunden haben Sie letzte Nacht geschlafen?
Pat: Oh, da waren es mal mehr, ich glaube, ca. fünfeinhalb Stunden.
Th: Wie viele Stunden liegen Sie im Bett?
Pat: Höchstens 6 Stunden.
Th: Wann gehen Sie ins Bett?
Pat: So zwischen 23.00 Uhr und 23.30 Uhr
Th: Und wann stehen Sie auf?
Pat: Spätestens um 8.00 Uhr.

Das kurze Anamnesebeispiel ist nicht untypisch und zeigt, wie sehr die Einschätzung der Bettzeit durch den Insomniepatienten verzerrt sein kann. Auch der Schlaf wird in der Regel falsch eingeschätzt (vgl. auch Kapitel 5.3.1).

In Studien konnte bewiesen werden, dass selbst Gesunde die Schlaflatenz überschätzen. Man geht davon aus, dass das Gehirn mit einem gewissen Trägheitsmoment auf den veränderten Vigilanzzustand reagiert. Bei Insomniepatienten ist die Zeit, bei der Schlaf als solcher vom Wachzustand unterschieden werden kann, noch länger. Hauri hat festgestellt, dass Insomniepatienten mindestens 15 Minuten ungestörten Schlaf brauchen, um Schlaf wahrzunehmen (Hauri & Olmstead 1983). Dies wiederum hat nicht nur Konsequenzen für die Einschätzung des Nachtschlafes, sondern auch für die kurzen Momente am Tage in denen vermeintlich „nur geruht wird".

Anhand eines Beispiels mit leichtem Schlaf sollte gezeigt werden, wie Schlaf beginnt. Wichtig ist, dass Menschen auch nach dem Schlafbeginn (Schlafstadium 1, vgl. Abbildung 9 bzw. Material Schlafstadium 1 auf der CD-ROM) ihren Zustand meist als „noch wach" einschätzen. Das bedeutet in der Konsequenz, dass mehr geschlafen als erinnert wird.

> Sie sehen hier ein Beispiel mit Schlafstadium 1 und hier ein Beispiel mit Schlafstadium 2 *(Abbildung 9 und 10 bzw. Material Schlafstadium 1 und Schlafstadium 2 zur Veranschaulichung verwenden).* Sie sehen hier schon deutlich die Schlafwellen *(Thetas oder K-Komplexe zeigen).* Wenn sich diese Wellen in der Gehirnwellenmessung zeigen und man würde die Person jetzt wecken, ist es sehr wahrscheinlich, dass sie noch keinen Schlaf wahrgenommen hat. Können Sie mir sagen, was diese verzerrte Schlafwahrnehmung für Sie im Alltag wohl bedeutet?

Durch diese Erläuterungen kann den Patienten plausibel gemacht werden, warum das „kurze" Einnicken am Tage oder vor dem Fernseher wahrscheinlich nicht wahrgenommen wird. Diese kurzen unbemerkten Schlafepisoden verringern jedoch den Schlafdruck (vgl. Kap. 5.6.2).

Die Patienten sollten anhand der Erläuterungen in Kapitel 5.3.1 bis 5.3.3 folgende Inhalte lernen:

- Der Schlaf kann auch von Gesunden nicht richtig eingeschätzt werden.
- Insomniepatienten neigen dazu, den Schlaf zu unterschätzen.
- Daraus folgt, dass in der Regel mehr geschlafen, als erinnert wird.
- Daraus folgt auch, dass bei geschlossenen Augen und entspanntem Liegen schwer einzuschätzen ist, ob nicht doch ein wenig geschlafen wird.
- Der Körper holt sich mehr Schlaf als wir mitbekommen.

5.4 Aufklärung über Schlafstörungen

Übersicht:

In diesem Therapiemodul sollten die Patienten

- über die häufigsten Ursachen von Schlafstörungen aufgeklärt werden (Periodische Beinbewegungen im Schlaf, Restless-Legs-Syndrom, Schlafapnoe, Primäre Insomnie und Depression) sowie
- eine realistische Einschätzung der Folgen von Schlafmangel erhalten.

Material:

- Flipchart oder eine Tafel

Insomniepatienten haben häufig, obwohl sie große Mengen an schlafbezogener Literatur gelesen haben, keine oder nur wenig Ahnung davon, was eigentlich eine Schlafstörung ist. Sie wissen nicht, dass zwischen unterschiedlichen Formen von Schlafstörungen differenziert wird und dass es organische und psychische Ursachen gibt. Eine Schlafstörung bedeutet für viele einfach: „Ich kann nicht schlafen!". Da es auch bei Arztbesuchen häufig nur bei der Diagnose Schlafstörung bleibt, sind sich die wenigsten Patienten über die Ursache im Klaren. So können irrationale Ideen über die Ursachen der Insomnie entstehen.

Beispiel:

Patient (Ingenieur): „Irgendetwas muss doch in meinem Kopf nicht stimmen, wenn ich auf einmal nicht mehr schlafen kann. Ich mache doch alles richtig, lebe gesund und habe keine großen Probleme."

Ziel dieses Therapiemoduls ist es, die Patienten von der irrationalen Vorstellung zu befreien, die Schlafstörung sei ein unklarer psychischer oder physiologischer Defekt und insofern nicht behandelbar. Durch die Aufklärung über die möglichen Ursachen soll auch gleichzeitig die Aussicht auf die Behandelbarkeit der Schlafstörung vermittelt werden (Prinzip Hoffnung). Die psychophysiologische Ursache ist im Gegensatz zu den meisten anderen Schlafstörungen, wie z. B. dem Restless-Legs-Syndrom, ursächlich therapierbar und nicht nur symptomatisch. Diese Information soll den Patienten entlasten und für die Durchführung der Therapie motivieren.

5.4.1 Aufklärung über die Ursachen von gestörtem Schlaf

Die Patienten sollen in dieser Sitzung über die folgenden Inhalte informiert werden:

- Ursachen für Schlafstörungen können psychisch, körperlich und umweltbedingt sein.
- Insomniepatienten haben oft falsche Vorstellungen von Ursachen ihrer Schlafstörung und sind in der Regel nicht aufgeklärt.
- Schlafapnoe, Restless-Legs-Syndrom (RLS), Periodische Beinbewegungen im Schlaf (PLMS), Depression und Primäre Insomnie) als häufigste Ursachen für gestörten Schlaf

> Sie haben bisher den Schlafablauf kennengelernt. Was meinen Sie, kann den Schlaf stören?

Die Antworten sollten zunächst kommentarlos gesammelt und auf einer Tafel/auf dem Flipchartpapier notiert werden. Hierbei kann sich der Therapeut schon ein Bild über die Vorurteile und Ängste machen, die die Patienten in der Gruppe haben. Die Patienten lernen, dass es sehr verschiedene Gründe für gestörten Schlaf geben kann (Abbildung 14 zeigt ein Beispiel aus einer Therapiesitzung).

Anschließend sollten die einzelnen Punkte nochmals näher betrachtet werden. Es geht darum, eine grobe Zuordnung zu den Kategorien „äußere bzw. umgebungsbedingte Reize (Lärm usw.)“, „organische/körperliche Ursachen (Schnarchen, Schmerzen)“ und „psychische Ursachen“ vorzunehmen.

> Wir haben hier das Beispiel „Sorgen“, ist das ein Grund für gestörten Schlaf? Natürlich, wer kann schon schlafen, wenn er Sorgen hat und angespannt ist.

Nachdem die Punkte gesammelt worden sind, sollten die „falschen Gründe“ durchgestrichen werden. Unter „falschen Gründen“ sind vermeintliche Ursachen zu verstehen, für die es keine wissenschaftlichen Begründungen gibt (z. B. elektromagnetische Felder, Wasseradern, Vollmond). Es zählen also nur Ursachen, für die es eine überprüfbare Grundlage gibt.

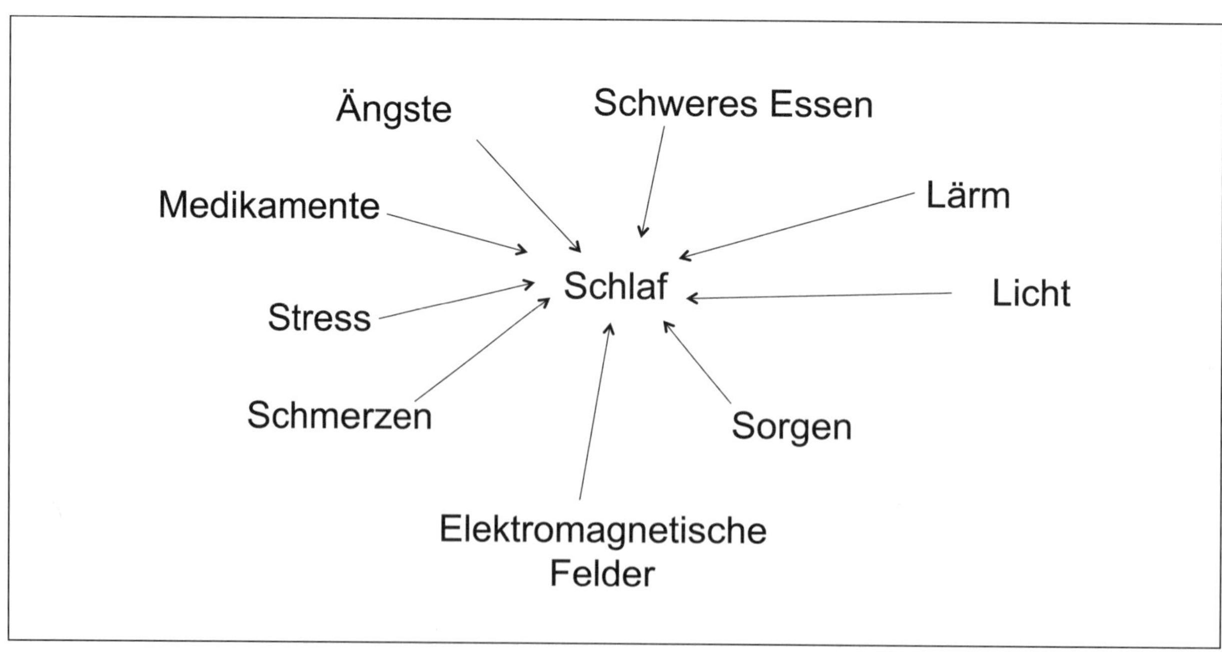

Abbildung 14: Was kann den Schlaf stören? (Beispiel)

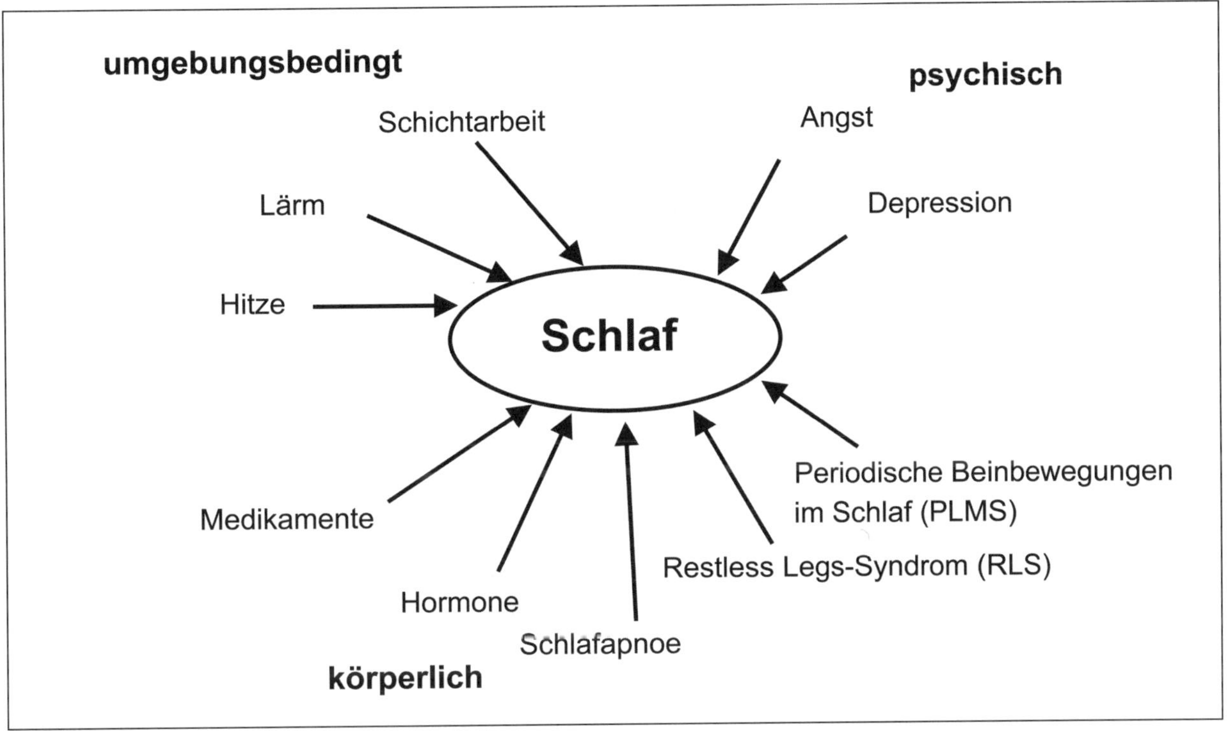

Abbildung 15: Ursachen der Schlafstörungen

Stattdessen sollten realistische Ursachen geordnet werden (vgl. Abbildung 15). Nach

- äußeren Faktoren, die der Schlafhygiene zuwiderlaufen (z. B. ungewohnte klimatische Bedingungen oder Lärm),
- organischen Ursachen wie Periodische Beinbewegungen im Schlaf oder Schlafapnoe,
- psychischen Ursachen wie Angst oder Depression.

Periodische Beinbewegungen im Schlaf (PLMS; Periodic limb movement disorders) sind eine neurologische Störung. Die meist sehr diskreten Beinbewegungen treten periodisch in der Regel zu Schlafbeginn auf. Wenn sie mit Mikrostörungen des Schlafes verbunden sind (sogenannten Arousals) und der Betroffene über gestörten Schlaf klagt, sollten sie behandelt werden. Hierfür stehen verschiedene dopaminerge Substanzen zur Verfügung. Ob PLMS einen schlaffragmentierenden Effekt haben kann letztlich nur die Polysomnographie messen. PLMS treten oft mit Restless-Legs-Beschwerden, manchmal aber auch ohne diese auf. Das Auftreten kann durch bestimmte Antidepressiva verstärkt werden. Das *Schlafapnoe-Syndrom* ist durch das Auftreten von schlafbezogenen Atempausen (mindestens 5 pro Stunde Schlaf) und einem damit verbundenen gestörtem Schlaf bzw. Tagesbefindlichkeit gekennzeichnet.

Zu den häufigsten psychischen Ursachen von Schlafstörungen gehören Depressionen und Ängste. An dieser Stelle sollte daher auch auf Depressionen eingegangen werden. Es sollten die typischen Symptome sowie die Behandlungsmethoden sowie der Unterschied zwischen einer Depression und einer Insomnie aufgezeigt werden. Es bietet sich an, die wichtigsten Unterschiede gemeinsam mit den Patienten zu erarbeiten und diese an der Tafel (Flipchart) zu notieren (vgl. auch Kapitel 5.7).

Was meinen Sie ist der Unterschied zwischen einer Depression und einer Insomnie.

Exkurs: Eine Depression zeichnet sich vor allem durch eine anhaltende Verstimmung, Interessenverlust und einen verminderten Antrieb aus. Die Patienten „verändern“ sich und nehmen am Leben nicht mehr so teil „wie früher“. Die Depression hat verschiedene Schweregrade, kann ohne und mit psychotischen Symptomen auftreten und als einmalige Episode oder als sogenannte rezidivierende Störung (mit wiederholtem Auftreten). Eine unbehandelte Depression ist nicht zu unterschätzen, im schlimmsten Fall kommt es zum Suizid. Bei Verdacht auf das Bestehen einer Depression sollte also auf jeden Fall eine weitere psychiatrische Abklärung erfolgen. Für die Behandlung stehen verschiedene Wirkstoffe zur Verfügung, die je nach Zustandsbild gegeben werden. Als wirksam hat sich in vielen Fällen die Kombination aus medikamentöser und psychotherapeutischer Behandlung erwiesen.

Die Unterscheidung zwischen einer Depression und einer psychophysiologischen Insomnie kann bei leichter bis mittelschwerer Ausprägung extrem schwierig werden, da es Überschneidungen im klinischen Bild gibt. In beiden Fällen kann es zu

- Ein- und Durchschlafstörungen,
- Früherwachen,
- Abgeschlagenheit,
- leichter Ermüdbarkeit,
- Konzentrationsstörungen,
- leichter Reizbarkeit,
- Interessenverlust,
- sozialen Rückzug,
- Schuldgefühlen und
- Problemen mit dem Selbstwert kommen.

Schwierigkeiten bei der Unterscheidung zwischen einer Depression und einer chronifizierten Schlafstörung sind also normal, zumal auch Depressive gerne ihr Zustandsbild auf den gestörten Schlaf attribuieren. In manchen Fällen zeigt tatsächlich erst der Verlauf, ob sich das Zustandsbild durch eine Insomnie- oder eine depressionsspezifische Behandlung bessert.

Dennoch gibt es klinische Hinweise, die eine Unterscheidung erleichtern. Dazu gehören die in Tabelle 5 dargestellten Symptome und Beobachtungen, die sich im Laufe der Gruppentherapien mit beiden Störungsbildern gezeigt haben (vgl. auch Kap. 6.1). Die Tabelle ist nicht durch wissenschaftliche Untersuchungen validiert, sondern basieren auf klinischer Beobachtung.

Patienten sollte die Tabelle in dieser Form nicht gezeigt werden. Vielmehr sollten die Unterschiede zwischen einer Depression und einer Insomnie auf der Basis der Rückmeldungen der Patienten erklärt und diskutiert werden, z. B. in Form einer Stichpunktsammlung an der Tafel (Flipchart). Es sollte deutlich gemacht werden, dass eine Schlafstörung aufgrund einer Depression etwas anderes ist als eine primäre Insomnie und das beide zwar von der KVT-I profitieren, eine Depression jedoch noch zusätzlich behandelt werden muss. Schließlich sollte noch darauf hingewiesen werden, dass die Gruppentherapie eine genauere Beobachtung und von daher auch klarere Beurteilung der Symptomatik ermöglicht. Vorschnelle Diagnosen sind nicht hilfreich.

Tabelle 5: Verhaltensweisen, die eher für eine primäre Insomnie und eher für eine Depression sprechen

Insomnie	Depression
Einschlafstörungen	Früherwachen
Müde aber nicht schläfrig	Kann tags schlafen, wenn auch nur kurz
Gestörter Schlaf ist das Hauptproblem	Mangelnde Belastung und verminderter Antrieb sind die Hauptprobleme
Keine Gewichtsveränderung	Gewichtsveränderung
Keine Änderung im Appetit	Appetitsveränderung
Häufig verzweifelt, ärgert sich, weint	Probleme, Gefühle zu spüren
Stimmung und Antrieb verändern sich nach einer guten Nacht sichtbar zum positiven	Keine deutlichen Veränderungen durch eine gut durchschlafene Nacht
In der Regel noch erhaltenes, wenn auch eingeschränktes Aktivitätsniveau (z. B. Sport)	Deutliches Nachlassen aller Aktivitäten
Nur leicht erhöhter Wert im Beck-Depressions-Inventar	Erhöhte Werte im Beck-Depressions-Inventar
Eher wenig Defizite in der messbaren Aufmerksamkeitsleitung	Objektivierbare Defizite in der Aufmerksamkeitsleistung

Die psychophysiologischen Insomnie (PPI) wird vor allem durch psychische Ursachen aufrechterhalten.

Sie haben nun verschiedene Ursachen für gestörten Schlaf kennengelernt. Für jede der Ursachen gibt es mittlerweile gut untersuchte Behandlungsmöglichkeiten. Viele kann man jedoch nur symptomatisch behandeln, d. h., man kann die Schlafstörung nicht heilen. Die psychophysiologische Insomnie, kann hingegen auch ursächlich behandelt werden und deswegen sind Sie hier.

Die Erfahrung zeigt, dass insbesondere in den Einzelgesprächen das Thema der Ursachen der Schlafstörungen häufig nochmals aufgegriffen wird. Es sollte erwähnt werden, dass eine genaue Zuordnung zu einer der Schlafstörungen für eine Therapie unerlässlich ist. Der große diagnostische Aufwand ist notwendig, damit gegebenenfalls Störungen mit therapiert werden können, die neben der psychophysiologischen Insomnie (PPI) bestehen.

5.4.2 *Folgen von Schlafmangel*

Durch die Vermittlung folgender Informationen können Patienten ihre Einstellungen und ihr Wissen zum Schlaf überprüfen. Es sollte jedoch nicht der Eindruck entstehen, die Insomnie sei nur eine Befindlichkeitsstörung:

- Der Körper hat Mechanismen, fehlenden Schlaf durch intensiveres Schlafen auszugleichen.
- Schlafmangel führt in erster Linie zu erhöhter Müdigkeit am Tage.
- Die PPI geht mit erheblichen Beeinträchtigungen der Lebensqualität und mit diversen Symptomen, wie z. B. Müdigkeit, Konzentrationsstörungen und gereizter Stimmung, einher.
- Der Nachweis, dass eine unbehandelte PPI zu einer manifesten internistischen oder psychischen Störung führt, wurde bislang nicht erbracht.

„Schlaf dich gesund!“ In dieser Binsenweisheit spiegelt sich viel von dem Wissen, was sich in den Medien häufig über den Schlaf finden lässt, wieder. Schlaf gewährt Regeneration und Erholung und im Umkehrschluss führt der Mangel zu körperlichem und geistigem Abbau oder zumindest zu einer Schwächung des Organismus. Dies kann zu einer täglichen Bedrohung für die Gesundheit, die Leistungsfähigkeit und die soziale Kompetenz werden. In der Tat gibt es ausreichend Studien, die belegen dass unbehandelte Schlafstörungen auf Dauer gesundheitsschädigend sind. Es gibt jedoch bis heute keine einzige longitudinale Studie, die zeigen kann, dass eine unbehandelte psychogene Insomnie zu manifesten internistischen oder psychischen Störungen führt. Inwieweit eine Insomnie in eine Depression münden kann, wird wissenschaftlich zur Zeit noch kontrovers diskutiert (Riemann, 2009).

Insomniepatienten haben in der Regel genaue Vorstellungen von den Folgen von Schlafstörungen. Das Wissen wird nicht nur aus der Tagespresse, sondern auch aus populärwissenschaftlichen Artikeln oder dem Internet gezogen. So wird oft bei der Psychoedukation misstrauisch reagiert, wenn die Folgen von Insomnie angesprochen werden. Die Versicherung, dass die PPI nicht zu manifesten internistischen oder psychischen Krankheiten führt, soll beruhigen, stößt aber eher auf Ungläubigkeit. Schließlich ist ja die Angst vor den Folgen der Schlafstörung einer der wesentlichen aufrechterhaltenden Faktoren der Insomnie. Sollte also alles grundlos gewesen sein? Des Weiteren kann dieser Aspekt der Aufklärung auch dazu führen, dass sich die Patienten in ihrem Leid nicht ernst genommen fühlen. Das Thema „Folgen der Schlafstörung“ sollte also sehr behutsam angegangen werden.

Merke:

Viele Insomniepatienten sind davon überzeugt, dass die PPI zu manifesten internistischen oder psychischen Störungen führt. Die Auseinandersetzung mit dieser Überzeugung ist sehr zentral für die weitere Therapie und sollte daher möglichst früh stattfinden.

Auch wenn der Schlafmangel von Insomniepatienten nicht lebensbedrohlich ist, so gibt es dennoch unangenehme Folgen des gestörten Schlafes, die die Lebensqualität und Leistungsfähigkeit erheblich einschränken können. Es sollte also entsprechend auf die Folgen von Schlafmangel hingewiesen werden. Diese sind in erster Linie Müdigkeit, eine erhöhte Einschlafneigung, schlechte Stimmung und Konzentrationsstörungen (Bonnet & Arand 1996). Dieser Hinweis ist auch deshalb sehr wichtig, da dies genau die Nebenwirkungen dieser Therapie sind.

Was sind die Folgen von gestörtem Schlaf?

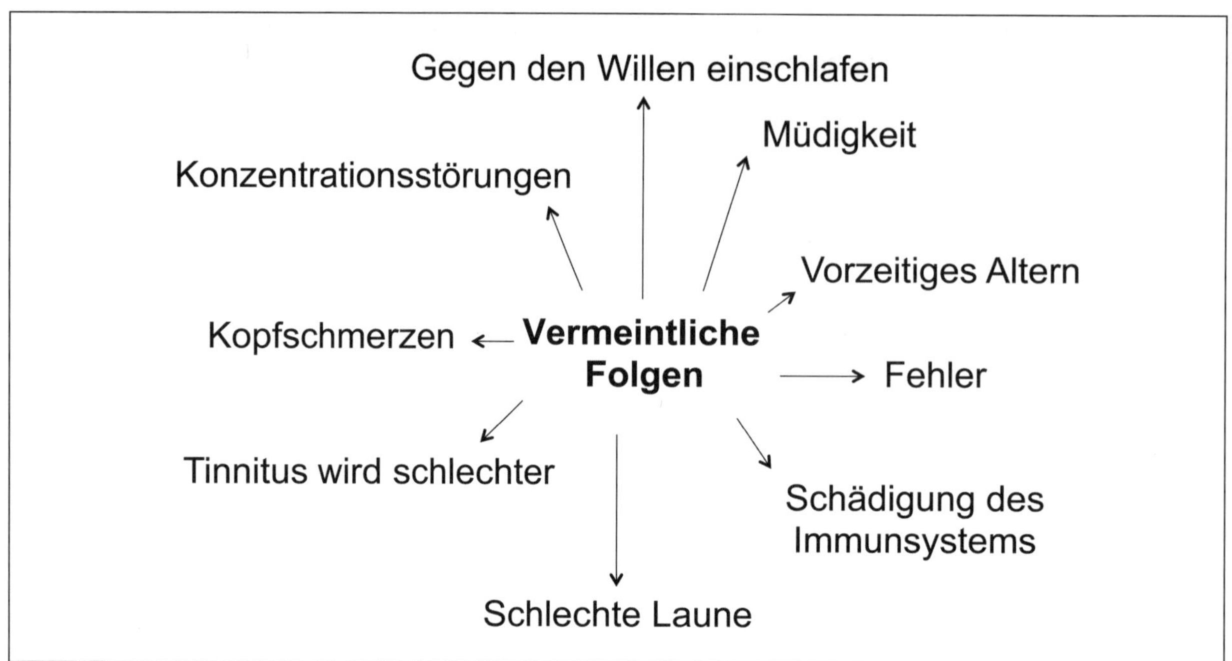

Abbildung 16: Vermeintliche Folgen einer Schlafstörung (Beispiel)

An der Tafel (Flipchart) sollen zunächst mögliche Folgen gesammelt werden. Anschließend sollten unrealistische Folgen des gestörten Schlafes gestrichen werden. Im Beispiel in Abbildung 16 wären dies die Folgen „vorzeitiges Altern" und „Schädigung des Immunsystems". Die richtigen Folgen dagegen sollten eingekreist werden (hier z. B. Müdigkeit, gegen den Willen einschlafen, Konzentrationsstörungen). Die Punkte sollten dann nacheinander analysiert werden. Bei der Besprechung der einzelnen Punkte sollte darauf hingewiesen werden, dass die Folgen der Insomnie passager sind. Sie sind mehr oder weniger mit den Folgen von akuten Schlafmangel identisch. Hierzu gehören Müdigkeit, erhöhte Neigung in monotonen Situationen einzuschlafen, reizbare Stimmung, Konzentrationsstörungen und verminderter Antrieb. All diese Symptome verschwinden, wenn wieder gut geschlafen wird und dies können Insomniepatienten in der Regel auch bestätigen. Andere Folgen wie vorzeitige Faltenbildung, Schädigung des Immunsystems, organische Schädigungen oder kognitive Störungen im Sinne eines dementiellen Prozesses können beim derzeitigen Stand der Wissenschaft noch von sich gewiesen werden. Man kann hier ruhig Punkt für Punkt benennen und fragen, woher das „Wissen" stammt. In der Regel haben die Patienten dies „irgendwo gelesen". In der Tat gibt es Studien, die Zusammenhänge zwischen kurzer Schlafdauer und einer erhöhten Mortalität und dem Risiko von internistischen Krankheitsbildern gefunden haben, allerdings handelt es sich hierbei um große epidemiologische Studien mit Befragungsdaten, außerdem wurde dabei nicht zwischen organischen und psychischen Schlafstörungen unterschieden. Die Revision der dysfunktionalen Einstellung: „Wenn ich nicht genug schlafe, werde ich krank", ist ein zentraler Punkt in der Therapie.

> Sie haben nun die Folgen von Ihrem Schlafmangel kennengelernt. Wenn Sie nachts wach liegen, wird Sie dies beruhigen. Denken Sie vor allem daran, dass sich der Körper den fehlenden Schlaf holt und sozusagen nichts „kaputt" geht.

5.5 Schlafmittelreduktion

Übersicht:
• Exploration der Funktion des Schlafmittels. • Reduktion der Schlafmitteleinnahme, wenn der Patient dies wünscht. • Zeitpunkt des Absetzens.
Material:
• Teufelskreis Insomnie (vgl. Vorlage auf der CD-ROM)

Funktion des Schlafmittels

„Ich brauche gar nicht zum Arzt zu gehen, da bekomme ich doch nur Schlafmittel“ ist ein häufig geäußerter Satz von Insomniepatienten. In der Tat ist der Prozentsatz Schlafgestörter, die aufgrund ihrer Insomnie ärztliche Hilfe sucht eher gering (Leger, 2002). Insbesondere jüngere Insomniepatienten stehen einer Hypnotikaeinnahme eher ablehnend gegenüber (Morin, 1992). Dabei zeigen neuere Studien, dass eine Langzeiteinnahme von Benzodiazepin-Rezeptor-Agonisten weder den Schlaf verschlechtert, noch unerwünschte Nebenwirkungen zeigt. Es geht jedoch bei der Schlafmittelreduktion nicht um die Frage, ob die Langzeiteinnahme schädlich ist, sondern, wie sie psychotherapeutisch zu bewerten ist.

Interessanterweise schlafen viele Insomniepatienten auch mit Hypnotika nicht wirklich gut und empfinden sich häufig immer noch als schlafgestört. Die Hinweise auf den Beipackzetteln verstärken zusätzlich die Unsicherheit. Schlafmittel haben für Insomniepatienten eine besondere psychologische Bedeutung:

Beispiel:

Frau X. (Ende 60) ist sehr gepflegt und achtet auf ihre Gesundheit. Sie hat drei Kinder, hat studiert und immer gerne als Lehrerin gearbeitet. Ihre Schlafstörungen haben während ihrer Schwangerschaften begonnen. Das war vor etwa 40 Jahren, seitdem nimmt sie Schlafmittel, anfangs ein Benzodiazepin und nun Zolpidem. Sie berichtet, ihr Schlafmittel noch keine einzige Nacht weggelassen zu haben. Ihr größter Wunsch ist es, von den Schlafmitteln wegzukommen.

Bei Frau X. konnten im weiteren Therapieverlauf ihre Angstfantasien herausgearbeitet werden: Sie hat Angst davor, zu erleben, dass ihr Körper die Fähigkeit zum Schlafen verloren hat. Hinter der Hypnotikaabhängigkeit stehen also sozusagen Versagens- und Verlustängste.

Die Schlafmitteleinnahme von Insomniepatienten ist nicht mit einer normalen Substanzabhängigkeit zu vergleichen. Anhand des Teufelskreises (vgl. Abbildung 1 und Vorlage auf der CD-ROM) wird die psychologische Bedeutung der Schlafmittel verständlich. Wünschenswert wäre eine effektive Durchbrechung des Angstkreises durch die Schlafmittel: Leider funktioniert es nicht immer so. Insomnie bedeutet eben nicht schlechter Schlaf, sondern die Angst davor, die Fähigkeit zum Schlafen verloren zu haben. Schlafmittel verstärken diese Angst, indem sie dem Patienten eine psychische Krücke bieten, aber nicht das Vertrauen in die eigene Schlaffähigkeit zurückgeben. So ist auch die irrationale Angst von Insomniepatienten zu erklären, die an sich harmlosen Schlafmittel wegzulassen.

Durchführung der Schlafmittelreduktion

Eine Schlafmittelreduktion sollte während der Therapie nur durchgeführt werden, wenn dies ausdrücklich von dem Patienten gewünscht wird und keine schweren Absetzeffekte zu erwarten sind (z. B. bei langer Einnahme von Benzodiazepinen). Die hier vorgestellte Therapie kann auch unter Schlafmitteleinnahme erfolgen. Allerdings ist es dann u. U. schwierig für den Patienten, Verbesserungen des Schlafes während der Therapie richtig einzuordnen. Ein wesentlicher Wirkmechanismus der KVT-I ist ja die Erfahrung, den Schlaf mit nicht-medikamentösen Methoden verbessern zu können.

Bei der Schlafmittelreduktion ist Folgendes zu beachten:

- Genaue Exploration der psychodynamischen Funktion des Schlafmittels.
- Förderung einer guten Therapeutenbeziehung, um Vertrauen herzustellen.
- Dann rasche und konsequente Reduktion der Schlafmittel.

Die Schlafmittelreduktion kann zu einer echten Herausforderung für den Therapeuten werden. Nämlich dann, wenn die Angst der Patienten vor der Schlafmittelreduktion zu groß wird und die Patienten das Vertrauen zu verlieren drohen.

Sie haben sich für diese Therapie entschieden, weil sie wieder lernen wollen, auf natürliche Art zu schlafen. Wir sind jetzt am Anfang der Therapie und sollten die nächsten zwei Wochen dafür nutzen, die Effekte kennenzulernen. Dies können Sie am besten, wenn Sie möglichst früh die Schlafmittel absetzen. Sie sind hier in einem geschützten Rahmen, in dem dies gut möglich ist. Sie brauchen hier nichts zu leisten, außer den Therapiesitzungen zu folgen. Sie haben nicht die üblichen Alltagsaufgaben. Wenn es einen guten Zeitpunkt für das Absetzen gibt, dann jetzt.

Die Schlafmittelreduktion sollte unter ärztlicher Kontrolle durchgeführt werden. Erfahrungsgemäß können die häufig verschriebenen Benzodiazepin-Rezeptor-Agonisten (Zolpidem oder Zopiclon). und niedrig-dosierte Antidepressiva rasch abgesetzt werden. Bei Benzodiazepinen sollte lege artis vorgegangen werden.

Das Absetzen von Schlafmitteln kurz vor der Entlassung ist nicht zu empfehlen, da mögliche (auch psychische) Absetzeffekte so nicht kontrolliert werden können. Patienten sollten vor der Entlassung auf jeden Fall stabil hypnotikafrei sein.

Bei der Aufklärung über den Teufelskreis der Insomnie (vgl. Kapitel 5.7) sollte auch noch einmal gesondert und ausführlich auf die Schlafmitteleinnahme eingegangen werden.

5.6 Bettzeitenrestriktion

Übersicht:
• Das Prinzip der Bettzeitenrestriktion erläutern. • Vermittlung der Bettzeitenrestriktion. • Akzeptanz und Motivation fördern.
Material:
• Zwei-Prozess-Modell der Schlafregulation (vgl. Vorlage auf der CD-ROM) • Bettzeitenrestriktion (vgl. Vorlage auf der CD-ROM) • Tafel/Flipchart

5.6.1 Das Prinzip der Bettzeitenrestriktion

Die Bettzeitenrestriktion (BZR) ist als effektive Technik der multimodalen Verhaltenstherapie bei Insomnien gut belegt (Morin et al., 2006). Sie ist v. a. hilfreich, wenn Insomniepatienten ihre Medikamente reduzieren wollen, da sie Absetzeffekte, wie z. B. eine Reboundinsomnie, gut kompensieren kann. Die Erklärung und Vermittlung dieses zentralen Moduls dauert quasi die ganze Therapie an, nicht nur weil sie sehr komplex ist. In der Regel tauchen immer wieder Missverständnisse auf oder die Teilnehmer brauchen Zeit, den gesamten Zusammenhang zu verstehen.

Im Wesentlichen sollen die Teilnehmer lernen, dass sie ihre Schlafqualität durch die Veränderung der Bettzeiten eigenständig verbessern können. Die Betroffenen haben so die Möglichkeit,

- den Teufelskreis der PPI zu durchbrechen,
- die Kontrolle über den Schlaf zurück zu gewinnen und
- dem Gefühl der Hilflosigkeit zu entkommen.

Es geht hier also darum, die Patienten zu Experten ihres eigenen Schlafes zu machen.

Die BZR geht auf Spielman et al. (1987) zurück. Sie ist die effektivste Form, Schlafdruck aufzubauen und somit die Schlafqualität zu verbessern. Spielman „holte“ mit seinen Methoden den Patienten quasi bei seinen Schlafgewohnheiten ab, indem er die therapeutischen Bettzeiten an die subjektiven Schlafzeiten der Patienten anpasste. Die Grundidee von Spielman war, die Schlafeffizienz zu verbessern. Die Schlafeffizienz ist der prozentuale Anteil der Schlafzeit an der Bettzeit. Die Anpassung kann entweder durch die Verlängerung der Schlafzeit erfolgen, was den Patienten natürlicherweise nicht möglich ist, oder aber durch die Reduktion der Bettzeit.

Spielman befragte seine Patienten, wie viele Stunden sie jede Nacht im Bett verbringen und wie viel Zeit davon sie schlafen können. Es zeigte sich, dass bei Insomniepatienten normalerweise eine hohe Diskrepanz zwischen Bett- und Schlafzeiten vorhanden ist. Spielman reduzierte nun die Bettzeiten bei seinen Patienten. Da die meisten Patienten angaben, nur etwa 4 bis 5 Stunden pro Nacht zu schlafen, wurde ihnen vorgeschlagen, eine entsprechende Bettzeit von 4 bis 5 Stunden einzuhalten.

Diese orthodoxe Art der BZR ist jedoch nicht unproblematisch. Patienten unterschätzen in der Regel ihren Schlaf (Knab & Engel, 1988). Dies liegt an der für die Insomnie typischen Unfähigkeit, nächtliche Wachzeiten wahrzunehmen. Man weiß zudem, dass Schlafgestörte eine längere Zeit ungestörten Schlafes beim Einschlafen benötigen, um diesen wahrzunehmen (Hauri & Olmstead, 1983). Die Unfähigkeit, den Schlaf adäquat einzuschätzen, kann dazu führen, dass man bei orthodoxer Anwendung der Methode von Spielman ungewollt den Schlaf und nicht die nächtlichen Wachzeiten verkürzt. Eine Schlafrestriktion jedoch führt in der Regel zu einer Verschlechterung der Stimmung und zu einer Zunahme der Müdigkeit (Dinges et al., 1997). Diese unerwünschten Nebenwirkungen würden wiederum die Therapiemotivation gefährden. Abgesehen davon, ist eine nächtliche Ruhezeit von nur 4 oder 5 Stunden selbst bei Kurzschläfern zu gering.

Merke:

Es ist wichtig, die Bettzeiten moderat zu reduzieren, und zwar so, dass sie gerade den Schlafdruck erhöhen und dennoch nicht auf Dauer zu einer gefährlichen Einschlafneigung am Tage führen.

Eine Bettzeit von 6,5 Stunden hat sich als effektiv erwiesen! Bei jüngeren Patienten mit objektiv weniger Schlaf als 5 Stunden bietet sich sogar eine Bettzeit von 6 Stunden an.

Die Bettzeiten gelten auf jeden Fall für die Dauer der Therapie.

Der Wirkmechanismus der Bettzeitenrestriktion liegt in der Erhöhung des Schlafdrucks. Die Patienten spüren in der Regel nach ca. 3 Tagen die ersten Verbesserungen in Form einer kürzeren Einschlaflatenz oder besserem Durchschlafen. Diese „guten Nächte" werden dann immer häufiger. Die Bettzeitenrestriktion sollte so lange fortgesetzt werden, bis sich die Schlafqualität stabilisiert hat. Dies kann bis zu drei Wochen dauern.

Achtung:

In der ersten Zeit kann es zu einer deutlichen Zunahme der Müdigkeit mit ungewolltem Einschlafen in monotonen Situationen kommen! Die Patienten sollten hierauf unbedingt hingewiesen werden.

5.6.2 Vermittlung der Bettzeitenrestriktion

Die Vermittlung der Bettzeitenrestriktion vollzieht sich in folgenden Schritten:

Schema zur Vermittlung der Bettzeitrestriktion

1. Vorstellung des Zwei-Prozess-Modells und des Konstrukts Schlafdruck.
2. Erkennen systematischer Fehler in Bezug auf den Schlaf.
   a) Aufzeigen des typischen Insomnieschlafes mit langen Wachphasen.
   b) Aufzeigen des Missverhältnisses zwischen Bettzeit und Wachzeit.
   c) Festlegung der neuen Bettzeiten
3. Erprobung und Erfahrungsaustausch über die Methoden.

Wichtig ist, dass ganz am Anfang der Therapie die neue Bettzeit festgelegt wird. Auch wenn sich die Patienten schon daran halten, können immer weitere Aspekte der BZR vermittelt werden.

Vorstellung des Zwei-Prozess-Modells der Schlafregulation

Der Wirkmechanismus der Bettzeitenrestriktion basiert auf physiologischen Gesetzmäßigkeiten, die im Zwei-Prozess-Modell der Schlafregulation von Borbély (Borbély & Achermann, 1999) beschrieben sind. Das Modell ist relativ kompliziert und sollte natürlich nicht in allen Details erklärt werden. Für die Therapie ist lediglich Prozess S relevant (vgl. Abbildung 17).

Exkurs:

Borbély und Mitarbeiter haben schlafkompensatorische Mechanismen untersucht und festgestellt, dass der Körper fehlenden Schlaf durch „intensiveres" Schlafen nachholen kann. Mittels Spektralanalyse konnte am EEG gezeigt werden, das nach einem Schlafentzug mehr Tiefschlaf zu sehen ist. Die Schlaftiefe ist also modulierbar und der Körper hat so einen Mechanismus fehlenden Schlaf zu kompensieren.

Die Schlafqualität wird dabei durch die Länge der vorangegangenen Wachzeit mitbestimmt. Dies ist im Prozess S abgebildet, welcher die Schlafbereitschaft darstellt. Die Schlafbereitschaft steigt mit der Dauer der Wachzeit an. Die Schlafbereitschaft kann therapeutisch auch als Schlafdruck bezeichnet werden. Im Kapitel 5.11 (Modul „Entspannung") wird das Thema Schlafbereitschaft auch noch vertieft.

Man könnte theoretisch den Schlafdruck immer weiter erhöhen. In den 1960er Jahren gab es Selbstversuche von Männern, die Rekorde im Wachbleiben aufstellen wollten. Sie haben es alle überlebt und benötigen nur eine relativ kurze Zeit, um sich wieder zu erholen.

Ziel dieses Therapiemoduls ist, dass die Patienten erkennen, dass sie die Schlafqualität selber beeinflussen können, indem sie den Schlafdruck durch Verlängerung der Wachzeit vor dem Schlafengehen erhöhen. Je länger die Wachzeit, desto intensiver der Schlaf.

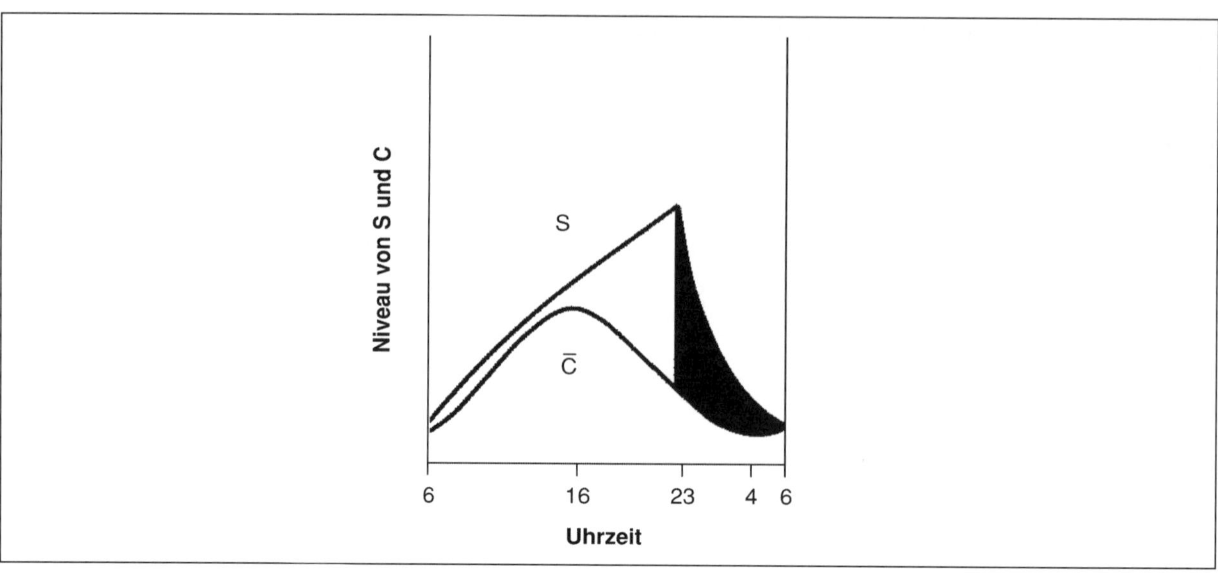

Abbildung 17: Zwei-Prozess-Modell der Schlafregulation (vgl. Spiegelhalder et al., 2011, nach Borbély, 1982)

Die Wachheit ist tageszeitlichen Schwankungen unterworfen, die therapeutisch genutzt werden können (vgl. Abbildung 17).

Ich erkläre Ihnen nun, wie die Schlafqualität physiologisch beeinflusst wird. Sie sehen hier eine Kurve, die langsam ansteigt und dann mit Schlafbeginn rasch abfällt *(anhand der Vorlage Zwei-Prozess-Modell veranschaulichen)*. Dies kann als Schlafbereitschaft oder auch als Schlafdruck bezeichnet werden. Der Schlafdruck wird während des Wachseins langsam aufgebaut und mit dem Schlafbeginn rasch abgebaut. Dieser rasche Abbau zu Beginn hängt mit dem Tiefschlafanteil zusammen.

Die Teilnehmer sollen verstehen, dass die Dauer der Wachzeit die Qualität des Schlafes mitbestimmt. Es können auch Beispiele aus anderen Bereichen zur Veranschaulichung herangezogen werden:

Die Erhöhung des Schlafdrucks ist vergleichbar mit der Nahrungsaufnahme, je länger Sie nichts gegessen haben, desto größer wird der Hunger.

Das Beispiel aus dem Bereich der Nahrung bietet sich deshalb gut an, da hier auch auf interindividuelle Unterschiede eingegangen werden kann. Vor allem kann deutlich gemacht werden, dass wahlloses Essen (Naschen) ungesund ist, ähnlich wie Tagesnaps den Schlaf-Wach-Rhythmus stören können. Man könnte auch das Beispiel eines Wasserrades verwenden, welches sich nur dreht, wenn das Wasser mit ausreichend Druck zufließt.

Wir haben nun gelernt, dass der Körper Zeit benötigt, einen Schlafdruck aufzubauen. Wenn wir wollen, dass der Körper nachts zu einer bestimmten Zeit schläft, ist es wichtig, den Aufbau des Schlafdruckes zu einem fixen Zeitpunkt zu beginnen. Sonst besteht die Gefahr, dass sich der Schlaf-Wach-Rhythmus verschiebt. Was bedeutet das für Sie?

Die Patienten sollten das Prinzip des Schlafdrucks nachvollziehen können, damit sie ausreichend für die Maßnahme der Bettzeitenrestriktion motiviert sind. Sie sollen erkennen, dass

- nur konsequentes Wachbleiben über den Tag hinweg, den Schlafdruck erhöht. Es soll also kein Tagschlaf stattfinden.
- ein regelmäßiges Schlaf-Wach-Muster eingeübt werden muss, damit sich der Schlafdruck aufbaut. Daher ist es erforderlich, jeden Tag zur gleichen Zeit aufzustehen!
- eine ausreichend lange Wachzeit eingehalten werden muss, damit sich ausreichend Schlafdruck aufgebaut.

Erkennen des systematischen Fehlers in Bezug auf die Bettzeiten

In diesem Schritt sollen die Patienten lernen, dass ihre Bettzeiten zu lange sind. Veranschaulicht wird dies anhand eines Schlafprotokolls mit langen Bettzeiten (vgl. Abbildung 18 und Vorlage auf der CD-ROM).

Schlafprotokoll

Name: ______________________________

Beispiel: Schlaf – Dösen oder Halbschlaf – wach im Bett

Datum: 0:00 6:00 12:00 18:00 24:00 Bemerkung:

Datum	Tag	Bemerkung
5.3.	Mo	
6.3.	Di	
7.3.	Mi	
8.3.	Do	
9.3.	Fr	Zopiclon
10.3.	Sa	
11.3.	So	
12.3.	Mo	Zopiclon
13.3.	Di	
14.3.	Mi	
15.3.	Do	Zopiclon
16.3.	Fr	
17.3.	Sa	
18.3.	So	
19.3.	Mo	Zopiclon
20.3.	Di	
21.3.	Mi	
22.3.	Do	
23.3.	Fr	
24.3.	Sa	
25.3.	So	

Abbildung 18: Beispiel für ein Schlafprotokoll einer Insomniepatientin mit unregelmäßiger Schlafmitteleinnahme und langen Bettzeiten

Bei diesem Schlafprotokoll sieht man deutlich, dass es ein Missverhältnis zwischen Bett- und Schlafzeiten gibt. Der Patient dokumentiert Bettzeiten, die er nicht mit Schlaf ausfüllen kann. Außerdem sind die Bettzeiten unregelmäßig. Die im Verhältnis zu langen Bettzeiten sind typisch für die PPI und einer der wesentlichen aufrechterhaltenden Faktoren.

Wir sind am Anfang der Therapie und wollen die Zeit effektiv nutzen. Da wir den Schlaf ohne Medikamente verbessern wollen, müssen wir auf einem anderen Weg Einfluss auf die Schlafqualität nehmen. Was meinen Sie, können wir sofort ändern?

Die Teilnehmer sollen erkennen, dass sie ihr Denken und Verhalten ändern bzw. beeinflussen können.

Unser Denken, z. B. unsere Ängsten und Erwartungen, können wir nicht so schnell ändern, aber unser Verhalten. Wir können unser Verhalten sogar ab sofort ändern. Sie haben bereits erfahren, dass eine der wichtigsten Einflussgrößen für den Schlaf die Wachzeit davor ist. Eine weitere wichtige Einflussgröße ist die Zeit, die wir dem Schlaf geben. Stellen Sie sich vor, Sie wollen eine Vase auffüllen. Wenn die Vase einen Liter fasst und Sie nur 500 ml zur Verfügung haben, wird die Vase immer halbleer sein. Ein ähnlicher Fehler ist Ihnen bislang unterlaufen.

Der Therapeut malt das Schema einer Vase, wie in Abbildung 19 dargestellt, an die Tafel (Flipchart).

Ich werde Ihnen jetzt anhand eines Rechenbeispiels zeigen, welchen systematischen Fehler Sie bislang gemacht haben. Bitte nennen Sie mir nun nacheinander Ihre durchschnittlichen Bettzeiten. Wann gehen Sie ins Bett? Wann stehen Sie morgens auf?

Die Bettzeiten der Teilnehmer werden nun links untereinander auf der Tafel (Flipchart) notiert (vgl. Abbildung 20). Falls die Teilnehmer im Vorfeld schon ein Schlafprotokoll ausgefüllt haben, kann auch dieses zur Hand genommen werden.

Bitte sagen Sie mir nun auch noch, wie viele Stunden Sie durchschnittlich in den letzten Wochen geschlafen haben.

Auch diese Zahlen werden in einer Spalte daneben aufgeschrieben (vgl. Abbildung 20). Es wird dann ein grober Mittelwert der Bettzeit und der

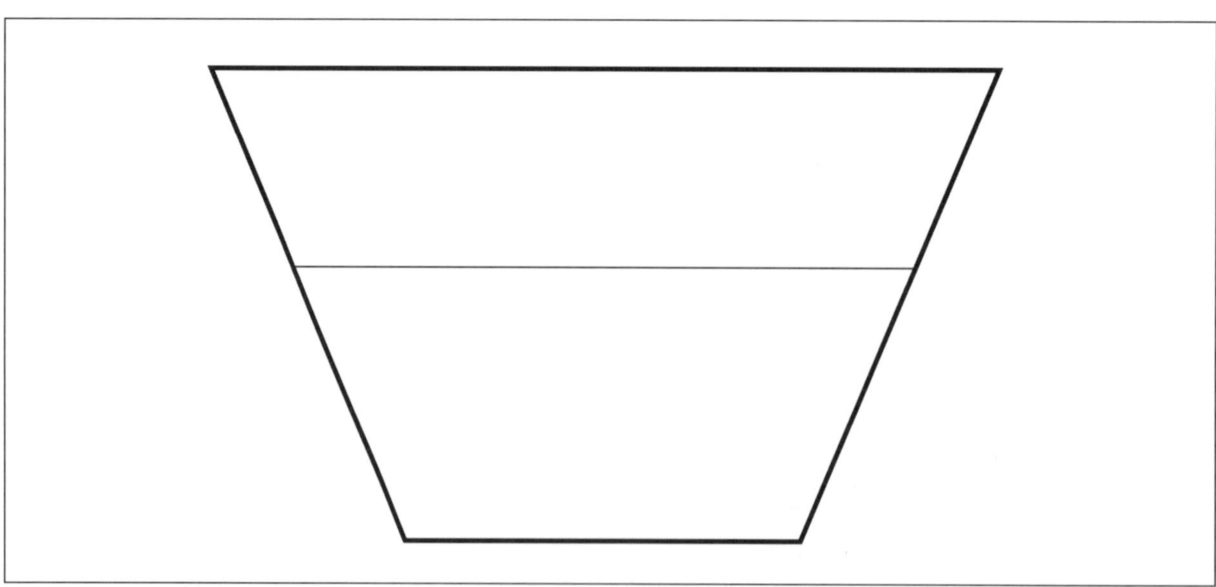

Abbildung 19: Vasenschema

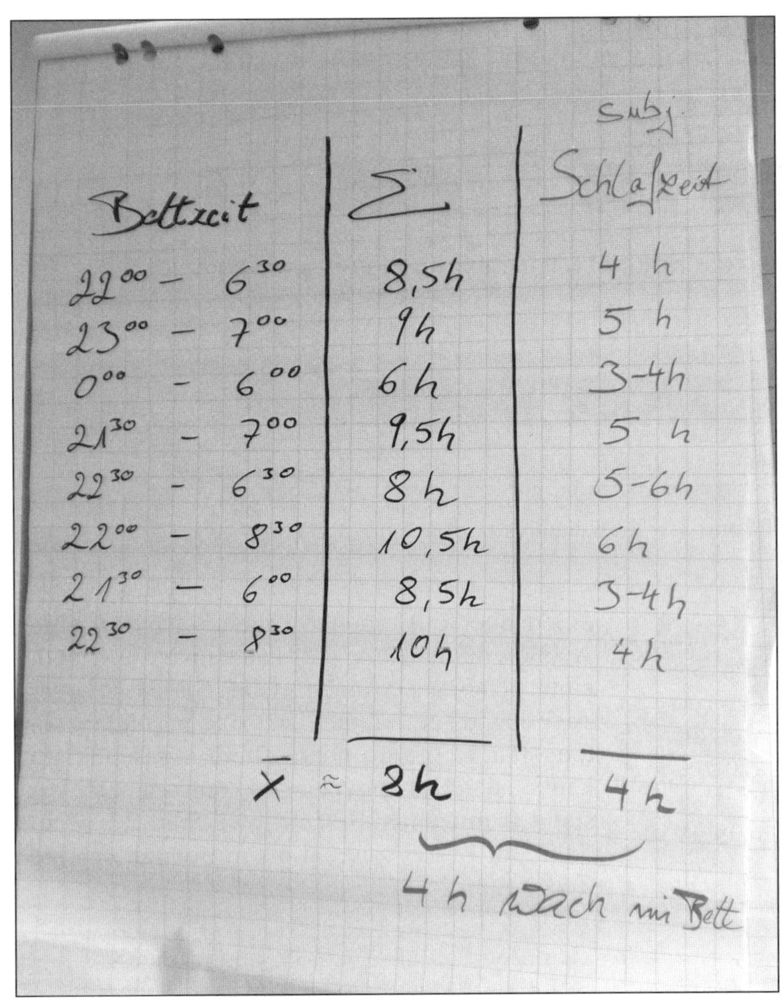

Abbildung 20:
Foto der Notizen zu Bettzeiten auf der Tafel (Filpchart)

Schlafzeit errechnet. In der Regel kommt eine mittlere Bettzeit von 7 bis 8 Stunden und eine mittlere Schlafzeit von ca. 4 bis 5 Stunden heraus. Die Diskrepanz zwischen Bett- und Schlafzeiten kann somit gut verdeutlicht werden.

Wir haben also festgestellt, dass Sie im Durchschnitt ____ Stunden wach im Bett liegen. Darin ist schon mal *ein* Grund für die Schlafstörung zu sehen. Wenn die Bettzeit zu lang ist, kann sich erstens kein genügend großer Schlafdruck vom Aufstehen bis zur Nacht aufbauen und zweitens erleben Sie immer wieder ein frustrierendes Wachsein im Bett. Ziel der Therapie ist es, die Wachzeit im Bett weitgehend zu reduzieren. Wie kann dies gelingen?

Die Beantwortung der Frage soll auf eine Verkürzung der Bettzeiten hinauslaufen. Zur Veranschaulichung kann die Abbildung 21 bzw. die Vorlage auf der CD-ROM genutzt werden. Alternativ kann auch eine entsprechende Zeichnung auf der Tafel (Flipchart) erstellt werden.

Sie haben hier ein schematisches Beispiel für den Schlaf *(Vorlage Bettzeitenrestriktion zur Veranschaulichung verwenden)*, wie er typischerweise bei Insomniepatienten vorkommt. Sie sehen einen Wechsel zwischen Wachsein und Schlaf. Durch die Verkürzung der Bettzeiten können die „Schlafstücke" sozusagen wieder zusammengeschoben werden.

Bettzeiten festlegen

Es erfolgt nun die Festlegung der Bettzeiten, die für die Tage bis zur Entlassung verbindlich sind. Dabei gelten die Regeln, wie sie im folgenden Kasten zusammengefasst sind.

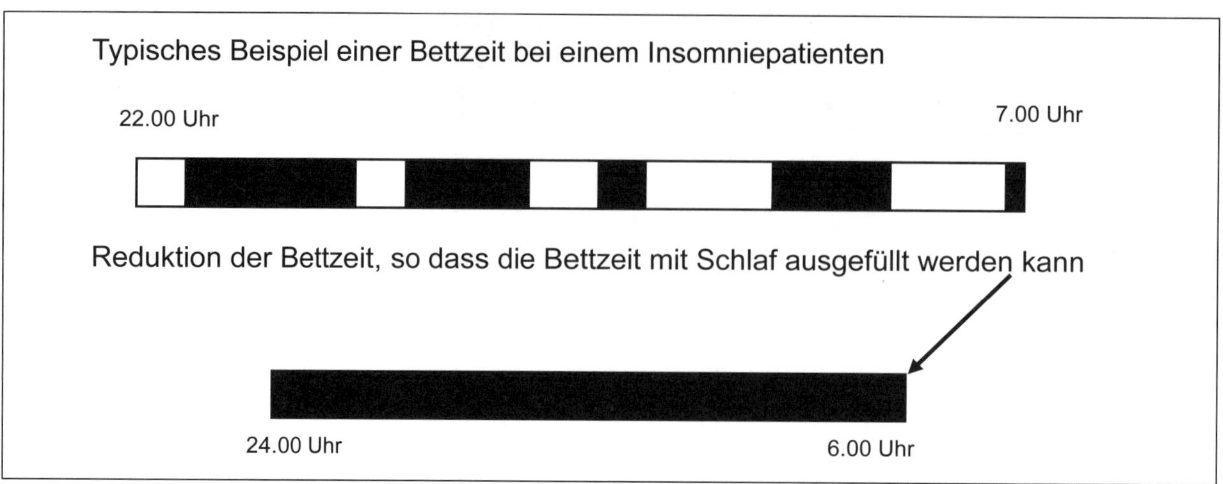

Abbildung 21: Bettzeitenrestriktion

Wir kommen nun zu einer der wichtigsten Therapiemaßnahmen: die Bettzeitenrestriktion. Sie ist die effektivste Maßnahme, den Schlaf zu verbessern. Sie werden ab jetzt nach und nach die verschiedenen Regeln und Aspekte der Bettzeitenrestriktion kennenlernen. Es ist sehr wichtig, dass Sie sich genau an die Maßnahme halten!

Regeln der BZR:

- Immer zur gleichen Zeit aufstehen, notfalls Wecker stellen.
- Auf jeden Fall morgens aufstehen, auch wenn man noch so müde ist.
- 6,5 Stunden vorher ins Bett gehen, aber nur wenn man schläfrig ist.
- Nicht außerhalb der Bettzeiten schlafen!
- Nicht außerhalb der Bettzeiten auf dem Bett ruhen!
- Man darf später ins Bett gehen, aber nicht später aufstehen!
- Achtung: Die Maßnahme kann vorübergehend zu einem Anstieg der Müdigkeit führen, in diesem Falle bitte nicht länger Autofahren!

Wir werden nun eine verbindliche Bettzeit festlegen. Sie sollte eine Dauer von 6,5 Stunden haben. Warum? – Diese Dauer hat sich in der langen Entwicklungsphase des Programms als effektiv erwiesen.

Die neue Bettzeit sollte dem jeweiligen chronobiologischen Typus angepasst werden. Es sollte zunächst erfragt werden, ob es sich bei einem Patienten eher um einen Morgen- oder um einen Abendtypus handelt. Dies kann am besten mit der einfachen Frage erfolgen: Haben Sie eher morgens oder abends gute Laune und sind besonders leistungsfähig? Insbesondere ältere Menschen sind häufig eher Morgentypen und kommen unter Umständen mit einer Bettzeit zwischen 22.30 und 5.00 Uhr besser zurecht als mit einem späteren Zeitfenster.

Um den Schlaf-Wach-Rhythmus des Körpers effektiv zu verändern, sollten bestimmte Regeln befolgt werden. Hierzu gehören feste Aufstehzeiten. Wir werden jetzt einen Zeitpunkt festlegen, an dem Sie ab jetzt bis zum Ende der Therapie JEDEN Tag aufstehen. Es sollte immer der gleiche Zeitpunkt sein. Er sollte so gewählt werden, dass er noch in den Stationsalltag (Frühstück etc.) passt. Bitte besprechen Sie jetzt mit Ihrem Zimmernachbaren bzw. Ihrer Zimmernachbarin den Zeitpunkt.

In der Regel wirkt sich das Festlegen der Aufstehzeiten positiv auf die Gruppendynamik aus. Die Teilnehmer überlegen, ob sie ihre Zimmernachbarn evtl. stören, bzw. welche Rücksichtnahmen notwendig sind. Diesen Gesprächen sollte ruhig etwas Zeit gegeben werden. Anschließend wird beispielhaft ein Zeitpunkt auf der Tafel notiert.

Also 6.00 Uhr! Wir ziehen jetzt 6,5 Stunden ab. Und dann haben wir den zu Bettgehzeitpunkt, 23.30 Uhr. Sie sollten NICHT VOR dieser Zeit zu Bett gehen, egal wie müde sie sind.

Die BZR ist mittlerweile durch Ratgeber bei vielen Insomniepatienten bereits bekannt, wird leider häufig jedoch falsch angewandt und deshalb wieder verworfen. Daher kommt es an dieser Stelle oft zu kritischen Fragen, auf die eingegangen werden sollte, auch auf die mit der BZR oft verbundenen irrationalen Ängste (vgl. Kapitel 5.6.3). Die kritischen Fragen können für den Therapeuten unter Umständen eine große Herausforderung darstellen. Wichtig ist, dass er auf der Einhaltung der BZR und der damit verbundenen Aufsteh- und Bettgehzeiten besteht. Es darf zu keinen Ausnahmereglungen kommen (z. B. „Na gut, in Ihrem Fall machen wir eine Ausnahme"), weil dies die Motivation der Gruppe gefährden würde.

Es sollte zudem noch darauf hingewiesen werden, dass die Bett- sowie die Schlafzeiten im Schlafprotokoll dokumentiert werden sollen.

5.6.3 Akzeptanz und Motivation

Erfahrungsgemäß stößt die Bettzeitenrestriktion bei Insomniepatienten häufig auf Skepsis bzw. Ablehnung, da sie die üblichen Vermeidungsmuster der Patienten aufhebt. Proteste oder Kritik sind von daher eher Ängsten als mangelnder Motivation geschuldet.

Die Reduktion der Bettzeiten ist für Insomniepatienten aus mehreren Gründen bedrohlich: Erstens haben sie in der Regel Angst, dadurch „noch weniger" zu schlafen, da sie der Meinung sind, dass sie die langen Bettzeiten benötigen, um überhaupt auf ihre wenige Schlafzeit zu kommen. Weil sie die Erfahrung langer Wachzeiten fast jede Nacht machen, glauben sie, dass sie bei einer kürzeren Bettzeit auch weniger Schlaf bekommen. Zweitens erleben viele Patienten ein „natürliches" Tief am späten Abend (meist gegen 21.00 Uhr). Diese spontane Müdigkeit und erhöhte Einschlafneigung wird als Signal des Körpers (miss-)verstanden, das Bett aufzusuchen. Die häufig gemachte Erfahrung, dass sie auch dann nicht schlafen können, führt in der Regel nicht zur Widerlegung der Annahme vom natürlichen Einschlafzeitpunkt. Den Zeitpunkt mit der erhöhten Einschlafneigung jedoch zu ignorieren und später ins Bett zu gehen, bewirkt bei vielen Patienten einen raschen Anstieg der Angst und Anspannung.

Die BZR funktioniert also nur, wenn die Patienten die Sinnhaftigkeit dieser Maßnahme nachvollziehen können. Darum ist die Vermittlung des Schlafdruckmodells sehr wichtig. Die Überwindung der Ängste und letztlich der Abbau von Vermeidung diesbezüglich ist schon ein wesentlicher therapeutischer Schritt. Wenn sich die ersten Erfolge der BZR zeigen, sind die Patienten in der Regel sehr schnell überzeugt und wundern sich dann, dass es „so einfach" ist.

In Diskussionsrunden im Zusammenhang mit der Bettzeitenrestriktion werden in der Regel die in Tabelle 6 aufgelisteten Kritikpunkte angeführt. Hinweise dazu, wie diese durch entsprechende Argumente widerlegt werden können, finden sich ebenfalls in Tabelle 6.

Tabelle 6: Kritische Fragen zur BZR und Hinweise zur Beantwortung

Kritische Fragen	Hinweise zur Beantwortung
Ich kann abends nicht so lange wach bleiben, weil ich immer so müde bin.	Wachhalten, indem das Einnehmen von Ruhepositionen vermieden wird und man sich am besten durch soziale Kontakte ablenkt.
Ich bin um 22.30 Uhr todmüde, wenn ich später ins Bett gehe, kann ich gar nicht mehr schlafen.	Dieser „Totpunkt" ist nur ein Erfahrungswert. Genau dieser soll ja verändert werden, um den Schlaf zu verbessern. Geben Sie sich und Ihrem Körper eine Chance, sich positiv zu verändern.
Morgens kann ich am besten schlafen, und dann soll ich aufstehen?	Ja, dies hat keinen Einfluss auf das Schlafvermögen und macht nichts kaputt. Sie lernen somit, den Schlaf-Wach-Rhythmus effektiv zu verbessern.
Ich werde dann den ganzen Tag müde und zu nichts zu gebrauchen sein	Sie werden in der Tat die ersten Tage müde sein, aber dies vergeht nach ein paar Tagen. Und hier in der Klinik ist es nicht schlimm, wenn Sie müde sind.

Um den Schlafdruck effektiv aufzubauen, müssen wir dafür sorgen, dass der Körper konsequent bis zur vereinbarten Zubettgehzeit wach bleibt. Diese Wachzeit sollte zu festen Zeiten stattfinden, um einen normalen Schlafwachrhythmus aufzubauen. Warum ist es gut, diese Maßnahme hier in diesem Setting zu beginnen?

Es geht darum, diejenigen Punkte aufzulisten, die für die Durchführung der Maßnahme zum jetzigen Zeitpunkt sprechen, um so nochmals das Verständnis für die Notwendigkeit der BZR und somit die Therapiemotivation zu erhöhen.

Diese Punkte werden an der Tafel (Flipchart) notiert (vgl. Kasten).

Therapiemotivation

- Die Patienten müssen während der Therapie nicht arbeiten oder eine entsprechende Leistung zeigen. Sie sind von alltäglichen Belangen (kochen, putzen, etc.) befreit.
- Sie haben die Mithilfe der anderen Patienten. Falls sie Probleme haben, wach zu bleiben oder verschlafen sollten, hilft die Gruppe.
- Probleme mit der Maßnahme können gleich besprochen werden.
- Zu Hause ist es schwieriger, die Maßnahme anzuwenden, da auf die Familie etc. Rücksicht genommen werden muss.
- Eventuelle Absetzeffekte der Schlafmittel können effektiv aufgefangen werden.

Trotz kritischer Rückfragen und Ängste sind die Patienten meistens bemüht, sich an die Bettzeiten zu halten. Sie erleben diese „praktische Gebrauchsanweisung" als schwierig, aber auch hilfreich. Die Gruppe sollte angehalten werden, die Zeit bis zum Zubettgehen angenehm zu gestalten, was wiederum die Gruppendynamik fördert.

Überlegen Sie sich, was Sie bis zum Zubettgehen tun können. Sie können die Klinik verlassen und ausgehen oder auch gemeinsam Gesellschaftsspiele spielen.

Es ist wichtig, schon während der Therapie im Hinblick auf die Zeit nach der Entlassung aus der Klinik, den Patienten die Verantwortung für die Abendgestaltung zu übertragen. Ansonsten besteht die Gefahr, dass sie die Bettzeitenrestriktion nur passiv erleben und eine Übertragung der Verantwortung für die Abendgestaltung in den Alltag nicht gelingt.

5.6.4 Verlauf

Wenn sich die Patienten an die Bettzeiten halten, bessert sich der Schlaf. Diese Besserung zeigt sich jedoch nicht abrupt, sondern graduell. Zunächst verkürzt sich in der Regel die Zeit des Einschlafens, dann verbessert sich Durchschlafen. Allerdings wechseln sich schlechte und gute Nächte ab, wobei gute Nächte immer häufiger werden. Es ist sehr wichtig, die Patienten auf diesen speziellen Heilungsverlauf hinzuweisen.

Der Schlaf wird sich im Laufe der Maßnahme nicht abrupt verbessern. Es ist nicht so, dass wir den Schlaf wie bei einem Lichtschalter wieder anknipsen. Es ist vielmehr so, dass sich der Körper daran gewöhnen muss, wieder durchzuschlafen. Dies wird so aussehen, dass Sie die Erfahrung machen, immer häufiger durchschlafen zu können. Schlechte Nächte werden also zu Beginn vorkommen, aber im Verlauf der Therapie immer seltener werden.

Die Erfahrung zeigt, dass es Patienten gibt, die rascher Erfolge haben und solche, die länger dafür benötigen. Dies kann unter Umständen zu Frustrationen führen, die in Einzelgesprächen gut aufgefangen werden können. Wichtig ist hier der Hinweis, dass nicht alle Teilnehmer das gleiche Tempo haben und unterschiedliche Voraussetzungen für den Therapieverlauf mitbringen.

Denken Sie daran, dass Sie alle sehr unterschiedlich bezüglich des Schlafes sind. Wenn Sie darüber nachdenken, was den Schlaf alles stören kann, so können sie sich sicher an die vielen Faktoren erinnern, wie z. B. körperliche Krankheiten, die psychische Situation oder eine Medikamenteneinnahme. Jeder hat also ein anderes Tempo. Wenn Sie merken, dass einige hier schneller gute Nächte haben und andere nicht, sollten Sie das immer mit bedenken.

Wenn sich keine Besserung des Schlafes zeigt, gibt es folgende Erklärungsmöglichkeiten:

- Die Bettzeitenrestriktion wurde nicht richtig durchgeführt.

- Der Patient hat eine Schlafwahrnehmungsstörung. Eine Kontrollpolysomnographie kann in diesem Fall darüber Aufschluss geben.
- Der Patient hat sich nicht genau an die Bettzeiten gehalten oder ist außerhalb der Bettzeiten eingeschlafen.
- Es besteht noch eine andere Ursache für die Schlafstörung (z. B. Periodische Beinbewegungen im Schlaf).

Wenn sich keine Besserung des Schlafes zeigt, sollte das Vorliegen einer unerkannten organischen Schlafstörung unbedingt in Erwägung gezogen werden, auch dann, wenn sich in der Diagnostiknacht kein Hinweis darauf ergeben hat. Es ist bekannt, dass zumindest die Indices periodischer Beinbewegungen von Nacht zu Nacht schwanken können und auch bei Schlafapnoe-Syndromen sind Schwankungen nächtlicher Apnoe-Indices beschrieben. In seltenen Fällen braucht der Patient auch einfach eine längere Zeit der Stabilisierung des Schlafes.

Wie geht es nach der Therapie weiter? Wie mache ich es mit den neuen Bettzeiten nach der Entlassung? Diese und vergleichbare Fragen tauchen häufig, kurz nachdem die BZR vorgestellt wird, auf. Es empfiehlt sich, an dieser Stelle auf die letzten Therapieeinheiten zu verweisen, in denen ausführlich auf diese Fragen eingegangen wird. Die Patienten sollen sich während der Therapie ganz auf sich und ihren Heilungsprozess konzentrieren und den Alltag mit seinen Belastungen soweit es geht ausblenden. Hinweise zur Fortführung der Maßnahmen nach Therapieende finden sich in Kapitel 5.14.

5.7 Aufklärung über das Krankheitsbild Insomnie

Übersicht:
Aufklärung über • Psychoreaktive Insomnie, • Schlafwahrnehmungsstörung, • Psychophysiologische Insomnie, • Insomnie bei Depression.
Material:
• Teufelskreis Insomnie (vgl. Vorlage auf der CD-ROM) • Hypnogramm mit langen Wachzeiten (vgl. Vorlage auf der CD-ROM) • Tafel/Flipchart

Das Krankheitsbild Insomnie ist den Patienten selten bekannt. Sie wissen zwar um ihre Beschwerden, können diese jedoch nicht unbedingt in einen Zusammenhang bringen. Warum bin ich den ganzen Tag müde und kann doch nicht schlafen? Stimmt etwas mit meinem Körper nicht? Kann man Insomnie heilen? Patienten werden meist wegen ihrer Schlafstörungen behandelt nicht wegen ihrer „Insomnie". Die Erfahrung zeigt jedoch, dass die Aufklärung über das Krankheitsbild die Patienten entlastet, da sie nun den Grund und die aufrechterhaltenden Bedingungen kennen. In diesem Modul werden die wichtigsten Formen der Insomnie erklärt, mit dem Ziel den Patienten eine Einordnung ihrer Insomnie zu ermöglichen und ihnen die Verantwortung für ihren Schlaf zurückzugeben.

Es gibt Patienten, die „lediglich" unter einer Insomnie aufgrund mangelnder Schlafhygiene leiden, andere haben eine psychoreaktive Schlafstörung, die ihnen nicht bewusst ist. Insbesondere die Vermittlung der Psychophysiologischen Insomnie (PPI) anhand des Teufelskreismodells ist für die Patienten entlastend, da dieses zugleich Möglichkeiten der Therapie aufzeigt. Anhand der einzelnen aufrechterhaltenden Faktoren lassen sich gut die Ansatzpunkte für die Bewältigung der Krankheit darstellen. Je differenzierter die Patienten die Krankheitsbilder der Insomnie mit ihren Behandlungsmöglichkeiten kennenlernen, desto geringer wird das Gefühl der Hilflosigkeit, welches die Störung zu einem guten Teil mit aufrechterhält.

Im Rahmen der Psychoedukation sollte zunächst auf die Krankheitsbilder „Psychoreaktive Insomnie" und „Schlafwahrnehmungsstörung" eingegangen werden, dann die „Psychophysiologische Insomnie" dargestellt und schließlich ein Exkurs zum Thema Depression gemacht werden (vgl. Informationen zu den verschiedenen Krankheitsbildern in Kapitel 1 und 2).

5.7.1 Psychoreaktive Insomnie

Hinsichtlich der Psychoreaktiven Insomnie sollte den Gruppenteilnehmern folgende Inhalte vermittelt werden:

Psychoreaktive Insomnie:
• Der Körper braucht Entspannung, um gut zu schlafen. • Probleme führen zu Anspannung.

- Eine psychoreaktive Schlafstörung ist als Reaktion auf einen chronischen Stressor zu verstehen.
- Das Hauptaugenmerk liegt hier auf der Lösung des zugrunde liegenden Problems.

Eine der wichtigsten Voraussetzungen für guten Schlaf ist Entspannung. Was kann zu Anspannung führen?

Es sollte deutlich werden, dass Anspannung eine natürliche Reaktion auf ungelöste Probleme ist (z. B. unverarbeitete Alltagsprobleme, Krisen).

Es ist unmöglich, entspannt Sorgen zu haben. Eine psychoreaktive Insomnie ist eine Schlafstörung, die im direkten zeitlichen Zusammenhang mit einer Krise oder einem Stressor steht. So fallen Beginn und Ende damit zusammen. Prüfungsstress ist ein gutes Beispiel: bei manchen Personen wird der Schlaf schlechter je näher der Prüfungstermin rückt. Wir sehen manchmal Betroffene, die kurz vor der Prüfung die Schlafambulanz aufsuchen. Wenn die Prüfung dann vorbei ist, verschwindet auch die Schlafstörung. Das Problem ist, dass sich nicht jeder seiner Stressfaktoren bewusst ist, viele versuchen diese zu bagatellisieren. Was erleben Sie an Stress?

An diesem Punkt ist es sehr wichtig, dem Patienten klar zu machen, dass er die Voraussetzungen für guten Schlaf mitbestimmt.

Die Erwartung, trotz Sorgen und Ängsten gut schlafen zu können, ist nicht realistisch. In diesen Momenten sollten wir nicht zu viel von unserem Körper erwarten, da wir sonst die Anspannung noch verstärken. Was können wir stattdessen machen?

Die Diskussion sollte in Richtung Achtsamkeit gegenüber sich selbst in Krisensituationen gelenkt werden. Es kann auf bekannte Problemlösestrategien zurückgegriffen werden, die kurzfristig Entlastung schaffen (Grübeltagebuch, das Gespräch suchen, etc.).

Manchmal sind die Probleme so groß, dass wir sie alleine nicht lösen können. In vielen Fällen, versuchen die Betroffenen, damit zu leben. Dies geht jedoch in der Regel zu Lasten der psychischen und manchmal auch körperlichen Gesundheit. Wenn das Problem für Sie nicht lösbar ist, sollten Sie sich professionelle Hilfe suchen. Wir werden zu einem späteren Zeitpunkt noch auf den Punkt „Umgang mit Krisen“ zu sprechen kommen. Sie haben auch in Einzelgesprächen die Gelegenheit, über die persönlichen Belange zu reden.

Viele Patienten mit einer somatoformen Störung und vor allem auch Patienten mit Insomnie zeichnen sich durch ein ständiges Überschreiten der Belastungsgrenzen aus. Durch die Erklärung zur Entstehung einer Psychoreaktiven Insomnie können die Patienten auf ihre Stresstoleranz aufmerksam gemacht werden. Die psychoreaktive Schlafstörung ist als Reaktion auf einen chronischen Stressor zu verstehen. Im Kapitel zur Achtsamkeit wird der Zusammenhang zwischen Stresslevel und der eigenen Belastbarkeit nochmals thematisiert (vgl. Kapitel 5.12). Manchmal mündet eine psychoreaktive Insomnie auch in eine psychophysiologische Insomnie. Das heißt, die Schlafstörung besteht weiter, auch wenn die ursprüngliche Stresssituation gelöst ist. Auf diese Schlafstörung kommen wir später zu sprechen.

5.7.2 Schlafwahrnehmungsstörung

Die Aufklärung über die Schlafwahrnehmungsstörung soll die Patienten dahingehend beruhigen, dass sie mehr Schlaf bekommen als sie annehmen. Die Patienten sollten jedoch nicht das Gefühl bekommen, nicht ernst genommen zu werden („Ich bilde mir die Störung nur ein“). Die Unterschätzung des Schlafes ist auch bei Gesunden zu beobachten, bei Insomniepatienten ist diese Unterschätzung jedoch stärker ausgeprägt und kann im Extremfall sogar dazu führen, dass Schlaf nicht mehr wahrgenommen werden kann. Diese Extremfälle sind jedoch sehr selten!

Eine besondere Form der Insomnie ist die Schlafwahrnehmungsstörung. Hier steht die Unterschätzung des Schlafes im Vordergrund. (Sie ist nur durch die Durchführung einer Polysomnographie nachweisbar. Dies wurde ja am Anfang der Therapie durchgeführt[2]). Die Unterschätzung des Schlafes kommt in verschiedenen Abstufungen vor. Es gibt bisher

2 Hinweis entfällt, wenn keine PSG durchgeführt wurde.

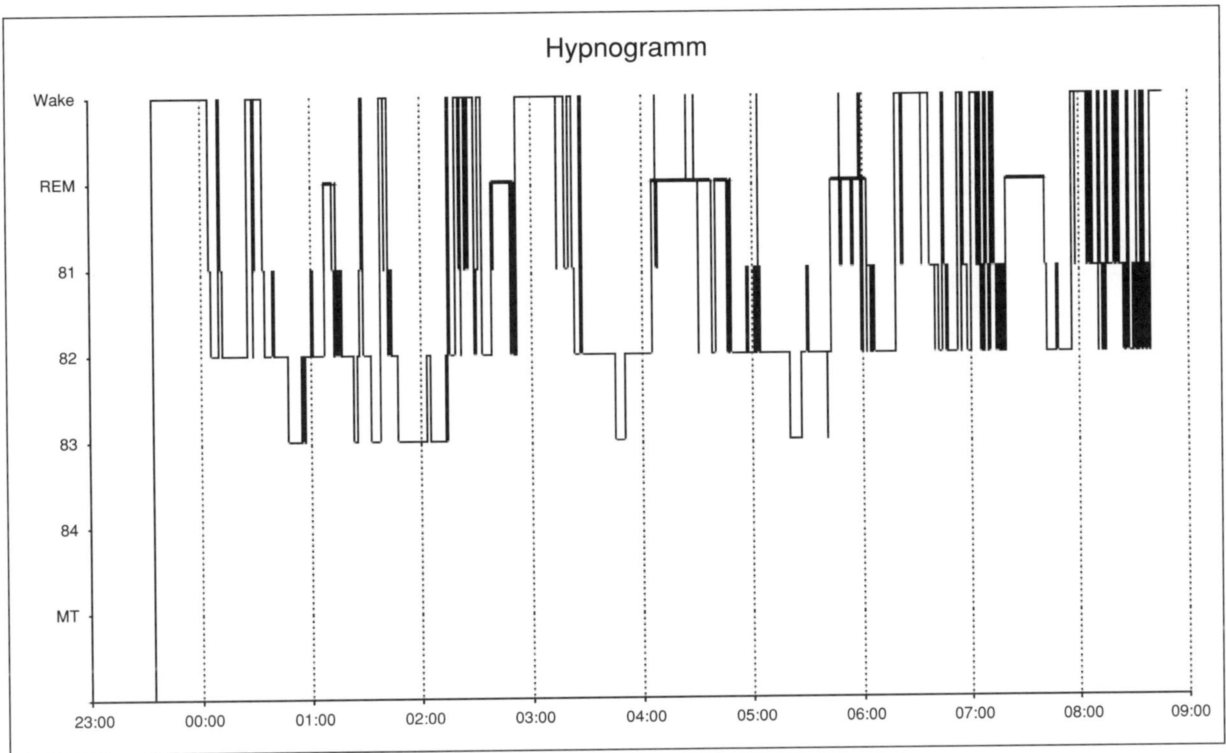

Abbildung 22: Hypnogramm mit langen Wachzeiten zur Demonstration der Schlafwahrnehmungsstörung (© Peter Geisler, Regensburg)

kaum wissenschaftliche Untersuchungen zu den Ursachen dieses Phänomens. Bislang gilt die Annahme, dass ein erhöhtes Anspannungsniveau dafür verantwortlich ist. Die Erfahrung mit den Betroffenen zeigt dementsprechend, dass Entspannung hilft.

An dieser Stelle sollte nochmals betont werden, wie wichtig das Einüben von Entspannung ist.

Folgende Hinweise zur Schlafwahrnehmungsstörung sollten die Patienten erhalten:

Schlafwahrnehmungsstörung

- Es gibt einen Unterschied zwischen dem messbaren und dem erinnerten Schlaf.
- Insbesondere leichter Schlaf kann nicht immer erinnert werden.
- Insomniepatienten benötigen in der Regel einen längeren Zeitraum ungestörten Schlafes, um diesen wahrzunehmen.
- Kurze Schlafphasen können somit oft nicht erinnert werden.

Die Schlafwahrnehmungsstörung kann auch gut anhand der Aussagen und Äußerungen der Patienten am Beginn der Therapie erklärt werden (z. B. „Ich habe die ganze Nacht kein Auge zugetan“). Es sollte darauf hingewiesen werden, dass die Unterschätzung des Schlafes mit den mangelnden Fähigkeiten der Patienten zusammenhängen kann, kurze Schlafzeiten bei längerem Wachliegen wahrzunehmen. Abbildung 22 soll veranschaulichen, wie zwischen zwei Wachphasen Schlaf nicht wahrgenommen wird.

Sie sehen hier ein Hypnogramm mit längeren Wachzeiten *(Vorlage auf der CD-ROM zur Veranschaulichung nutzen)*. Es kann gut sein, dass zwischen diesem und diesem Punkt *(in der Vorlage zeigen)* kein Schlaf wahrgenommen wurde, da er zu kurz war. Wahrscheinlich erinnert der Betroffene daher nur, dass er wach war.

5.7.3 Psychophysiologische Insomnie

Die Psychophysiologische Insomnie (PPI) ist der Prototyp der Insomnie. Die Entstehung kann mit Hilfe des Teufelskreismodells (vgl. Abbildung 1 auf S. 116) den Patienten gut verständlich gemacht werden. Im Kapitel 2 wurden die Symptome und theoretischen Grundlagen bereits ausführlich beschrieben. Für die Durchführung der Psychoedukation ist es wichtig, dem Patienten folgende Informationen zu vermitteln:

Psychoedukation
Psychophysiologische Insomnie

- Das Krankheitsbild kann unabhängig von äußeren Stressoren bestehen, ist also keine reaktive Insomnie.
- Es gibt eine erklärbare Ursache für die Schlafstörung, nämlich einen Teufelskreis bestehend aus Angst, Fehlverhalten, Anspannung und gestörtem Schlaf (vgl. Abbildung 1).
- Es ist möglich, diesen Teufelskreis zu durchbrechen.
- Ein zentrales aufrechterhaltendes Moment der Störung ist Angst und es sollte sich dieser Angst gestellt werden.
- Die Wirksamkeit der Therapie beruht auf einer Verhaltensänderung und der Rückgewinnung der Kontrolle über den Schlaf.

Sie haben sich mit Sicherheit schon Gedanken darüber gemacht, wie Ihre Schlafstörung entstanden ist, und warum Sie so merkwürdige Symptome haben. Eine Besonderheit ist beispielsweise, den verlorenen Schlaf auch am nächsten Tag nicht nachholen zu können, oder dass das Thema Schlaf so viel Raum in Ihrem Leben einnimmt. Was meinen Sie ist der Grund für Ihre Schlafstörung?

Die Antworten sollten an der Tafel (Flipchart) gesammelt werden. Falls die Antwort „Es liegt an körperlichen Defekten (Stoffwechselstörung Gehirn)" kommen sollte, sollte der Therapeut nochmals darauf eingehen:

Falls Sie meinen, dass Ihre Schlafstörung eine körperliche ist, kann ich Sie beruhigen. Mit Ihrem Gehirn ist soweit alles in Ordnung. Ich werde Ihnen jetzt eine Erklärung der Schlafstörung geben, die zeigt, dass sie weder körperlich bedingt ist, noch durch psychische Probleme aufrechterhalten wird.

Der Teufelskreis sollte anschaulich in Form einer Tafelanschrift erklärt werden (vgl. hierzu nochmals Abbildung 1 auf S. 116 sowie die Vorlage Teufelskreis Insomnie auf der CD-ROM). Es empfiehlt sich, mit dem Punkt „Gestörter Schlaf" zu beginnen und nacheinander die einzelnen Punkte aufzumalen.

Viele Menschen leiden unter gestörtem Schlaf, ohne an einer Insomnie zu leiden. Gestörter Schlaf führt zu Müdigkeit und Konzentrationsstörungen, man macht mehr Fehler und ist unter Umständen gereizt. Dies alleine macht noch keine psychophysiologische Insomnie aus.

An diesem Punkt ist es sehr wichtig, den Patienten zu vermitteln, dass nicht der gestörte Schlaf das zentrale Symptom der Insomnie ist!

Die psychophysiologische Insomnie beginnt an dem Punkt, an dem die Angst „es hört nicht mehr auf, ich werde nie wieder richtig schlafen oder ich habe die Kontrolle über meinen Schlaf verloren" entsteht.

Insomniepatienten sind sich dieses Zusammenhangs in der Regel nicht bewusst. Obwohl sie ständig unter der Angst leiden, nicht mehr normal schlafen zu können, attribuieren sie ihren schlechten Schlaf auf andere Ursachen (vgl. dysfunktionale Einstellungen). Einige haben die irrationale Überzeugung, etwas in ihrem Kopf sei nicht in Ordnung, sie würden unter einer unbekannten Stoffwechselkrankheit leiden oder gar Opfer äußerer Bedingungen sein, wie z. B. von Wasseradern etc. Die Vermittlung der Tatsache, dass die Angst vor gestörtem Schlaf das zentrale Moment für die Entstehung und Aufrechterhaltung der Schlafstörung ist, wirkt in der Regel erleichternd auf die Patienten, umso mehr als sie auch die Folgesymptome erklärt.

Was sind die Folgen dieser Angst?

Die Folgen
- vermehrte Selbstbeobachtung,
- Schonhaltung und
- erhöhte körperliche und seelische Anspannung.

werden ebenfalls schrittweise an der Tafel notiert und besprochen, so dass schließlich das Teufelskreis-Modell entsteht (vgl. Abbildung 1).

a) Vermehrte Selbstbeobachtung

Angst, nicht schlafen zu können, führt zu einer vermehrten Beobachtung von schlafassoziierten Reizen. Das bedeutet, Sie schenken den Dingen, die Ihren Schlaf vermeintlich stören, mehr Aufmerksamkeit. Fallen Ihnen dazu Beispiele ein?

Beispiele für Schlüsselreize, die Insomniepatienten verstärkt beobachten

- Eigene Müdigkeit beim Zubettgehen.
- Stresslevel vor dem Schlafengehen.
- Umgebungsfaktoren (günstig oder ungünstig), z. B. schnarchender Bettnachbar.
- Geplante Aktivitäten am nächsten Tag (Muss ich Leistung bringen?).
- Mögliches Fehlverhalten in Bezug auf Schlaf (z. B. zu schweres Essen?).
- Vollmond.

Typischerweise führt die Sorge um den empfindlichen Schlaf dazu, dass den Bedingungen für den Schlaf (oder besser dem Gelingen) besondere Beachtung geschenkt wird. Psychologisch gesehen ist es jedoch so, dass die besondere Beobachtung die Natürlichkeit des Einschlafens verhindert.

Hier sollte das Modell von Espie vermittelt werden, welches besagt, dass eine verstärkte Selbstbeobachtung alle automatisierten Verhaltensweisen erschwert (vgl. auch Kapitel 2, als Beispiel kann „Reden vor der Gruppe" verwendet werden).

Je weniger sich die Patienten mit dem Thema Schlaf beschäftigen, desto mehr Chancen bestehen, dass sich das natürliche autonome Schlafbedürfnis durchsetzt (Motto: Weg vom Schlaf ist hin zum Schlaf!). Die Patienten sollen angehalten werden, nach der Therapie alle Bücher und Artikel zum Schlaf wegzuräumen oder wegzugeben. Sie sollten am besten versuchen, so zu leben, als ob „Schlaf nie ein Problem gewesen wäre".

b) Schonhaltung

Die Schonhaltung ist ein Muster an Verhaltensweisen, welche den Teufelskreis aufrechterhält. Verhaltensanalytisch kann hier von Vermeidungsverhalten gesprochen werden.

Th.: „Haben die Maßnahmen Ihrem Schlaf wirklich geholfen? Wir gehen davon aus, dass eine Schonhaltung die Erwartungshaltung an die Schlafqualität verstärkt. Damit steigt jedoch auch die Anspannung und der Einschlafprozess wird immer „anstrengender". Nehmen wir das Beispiel, auf aufregende Dinge am Abend verzichten. Sie nehmen sich dadurch Lebensqualität und der Druck besser schlafen zu müssen, weil man ja verzichtet hat, wird umso größer. Ziel ist also, sich weniger im Alltag um den Schlaf zu kümmern! Was würde Sie in Ihrem Alltag ändern, wenn Sie nie eine Schlafstörung gehabt hätten?"

Die Patienten sollten bei diesem Modul lernen, schlafhygienische Maßnahmen vom Schonverhalten zu unterscheiden.

Die Antworten sollen gesammelt und das Vermeidungsverhalten aufgezeigt werden. Vermeidungsverhalten bedeutet hier, dass der Patient beginnt, sich „unvernünftig" zu verhalten, aus der Angst heraus, nicht schlafen zu können. Er vermeidet damit (vermeintlich) den schlechten Schlaf. Diese Verhaltensweisen sind unvernünftig, da sie den gestörten Schlaf nicht wirklich verbessern (sonst wäre der Patient nicht in Therapie). Ein Beispiel sind zu lange Bettzeiten. Die Bettzeiten werden verlängert, um genug Schlaf zu bekommen. Eine Reduktion der Bettzeiten führt zu der Angst, dass dadurch noch weniger geschlafen wird, aber das Gegenteil ist auf längere Sicht der Fall.

Eine andere Folge der Angst ist die Schonhaltung. Damit vermeiden Sie alles, was die Schlafstörung vermeintlich schlimmer macht. Was haben Sie getan, um gut zu schlafen?

Beispiele für Schonverhalten

- Rechtzeitig ins Bett gehen, auch ohne müde zu sein.
- Lange Bettzeiten, um durch Ruhe fehlenden Schlaf zu kompensieren.
- Morgendlichem Schlafbedürfnis nachgeben und länger schlafen.
- Auf spätes Essen verzichten.
- Soziale Aktivitäten einschränken.
- Schlafmittel einnehmen.
- Auf Kaffee verzichten.

Schlafmittel: Im Zusammenhang mit der Erklärung des Störungsbildes sollte auch auf die Rolle von Schlafmitteln eingegangen werden. Ein erheblicher Teil der Patienten nimmt Schlafmittel und kann trotzdem nicht richtig schlafen. Die Akzeptanz einer Langzeitmedikation bei Insomniepatienten ist in der Regel eher gering (Morin et al., 1992). Medikamente sollten nicht negativ dargestellt werden, bei den meisten Wirkstoffen ist eine

Langzeitmedikation medizinisch gesehen nicht problematisch. Sie sollten als gleichberechtigte Alternative zur KVT-I dargestellt werden, was auch der wissenschaftlichen Realität entspricht.

Grundsätzlich gibt es zwei Möglichkeiten, in den Schlaf zu finden, die medikamentöse und die nicht medikamentöse. Sie haben nun das Krankheitsbild der Insomnie mit dem Teufelskreis kennengelernt. Welche Bedeutung hat ein Schlafmittel in diesem Zusammenhang?

Die Antworten sollten gesammelt werden und in Hinblick auf die psychische Funktion diskutiert werden. Ein Schlafmittel, welches genommen wird, ohne dass sich der Schlaf zur Zufriedenheit verbessert, hat keinen Sinn. Es erzeugt nur eine psychische Abhängigkeit. Die symptomatische Therapie der Schlafstörung suggeriert, dass eine Behandlung der Ursachen nicht möglich ist. Es entsteht beim Patienten so das Gefühl, krank zu sein und ein Leben lang mit der Schlafstörung leben zu müssen.

Das Absetzen von Schlafmitteln zu Beginn der 14-tägigen Therapie erhöht die Wahrscheinlichkeit, dass eine eindeutige Attribution der Besserung auf die „eigene Leistung“ stattfindet und nicht auf die Einnahme eines Schlafmittels.

c) Erhöhte Anspannung

Die Patienten sollten an dieser Stelle der Therapie den Zusammenhang zwischen der Angst vor dem Nicht-Schlafen und erhöhter Selbstbeobachtung und der Schonhaltung begriffen haben. Die erhöhte körperliche Anspannung ist eine direkte Folge davon. Diese Anspannung kann chronifizieren und so die erforderliche Entspannung beim Einschlafen verhindern.

Das häufig berichtete Nicht-Abschalten-können ist eine Form der erhöhten Anspannung oder auch Hyperarousal genannt. Die Anspannung als Folge der Angst zeigt sich also auf verschiedenen Ebenen, einmal auf der körperlichen Ebene, aber auch auf der Ebene des Denkens. Schlaf ist unter dieser Bedingung natürlich erschwert. So schließt sich der Teufelskreis. Sie lernen hier neue Verhaltensweisen, die nachgewiesenermaßen den Schlaf verbessern.

Die Reduktion der Anspannung ist ein zentrales Moment der Therapie. Die Patienten sollen lernen, sich auf körperlicher und auf mentaler Ebene zu entspannen.

5.7.4 Insomnie bei Depression

Das Thema „Insomnie bei Depression“ sollte zurückhaltend behandelt werden. Erfahrungsgemäß reagieren Insomniepatienten bei diesem Thema sehr ängstlich und fragen sich, ob sie evtl. auch eine Depression haben könnten. Dieser Verdacht wird oft durch Vermutungen von Ärzten verstärkt und nicht umsonst werden viele Patienten niedrig dosiert mit Antidepressiva behandelt. Wichtig ist hier der Hinweis, dass gestörter Schlaf zwar in der Regel das erste Symptom der Depression ist, eine Depression sich jedoch in der Regel deutlich von einer primären Insomnie unterscheidet. Ein bedeutsamer Unterschied ist, dass Depressive stimmungsmäßig in der Regel nicht auf gute Nächte reagieren, während Insomniepatienten nach gutem Schlaf wie ausgewechselt sind (vgl. hier auch die Informationen im Kapitel 5.4.1 und Tabelle 5).

Den Patienten sollten die Kernsymptome einer Depression nach ICD-10 vorgestellt werden (vgl. Kasten).

Kernsymptome einer Depression nach ICD-10

- Gedrückte Stimmung
- Interessenverlust
- Freudlosigkeit
- Verminderung des Antriebs
- Rasche Erschöpfbarkeit

Es sollte zudem darauf verwiesen werden, dass sich eine PPI zunächst wie eine Depression anfühlen kann. Anschließend sollten die Symptome einer Depression insbesondere in Abgrenzung zur Insomnie (vgl. folgender Kasten und Tabelle 5 auf S. 60) erläutert werden.

Symptome einer Depression

- Progredienter Verlauf.
- Freudlosigkeit und Hoffnungslosigkeit.
- Vegetative Begleiterscheinungen (z. B. Libidoverlust, Gewichtsabnahme).
- Tagesschwankung.
- Früherwachen.
- Besserung unter Antidepressiva.
- Antriebslosigkeit.

5.8 Wachmacher und Müdemacher

Übersicht:
• Maßnahmen vermitteln, mit denen Patienten ihre Wachheit und Müdigkeit nicht medikamentös beeinflussen können.
Material:
• Ruhe-Aktivitäts-Kurve (vgl. Vorlage auf der CD-ROM) • Tafel/Flipchart

Ziel dieses Moduls ist es, den Patienten Maßnahmen zu vermitteln, ihre Wachheit und Müdigkeit zu beeinflussen und so die Ruhe-Aktivitäts-Kurve zu verändern. Insomniepatienten haben in der Regel zu viel „Ruhe" im Alltag, da sie aufgrund der Insomnie ihre Aktivitäten eingeschränkt haben. Dies wiederum verstärkt die Insomnie. Auch wenn Insomniepatienten die Bettzeitenrestriktion als sinnvoll empfinden und den grundlegenden Mechanismus verstanden haben, besteht oft ein Unwissen bezüglich der Wirkung von alltäglichen Verhaltensweisen auf den Schlaf und die Wachheit. Wie kann ich tagsüber, vor allem morgens, meine Wachheit steigern und welche natürlichen alltägliche Verhaltensweisen kann ich einsetzen, um spätabends zur Ruhe zu kommen? Die Unwissenheit darüber äußert sich oft in Fragen wie „Darf ich spät noch Sport treiben?" „Darf ich abends schwere Mahlzeiten zu mir nehmen?", „Bis wie viel Uhr darf ich Kaffee trinken?"

Zunächst ist es wichtig, den Patienten ein grundlegendes Verständnis vom ultradianen Rhythmus zu geben. Das bedeutet, sie sollten verstehen, dass die Wachheit während des Tages Schwankungen unterworfen ist. Wir sind nicht immer gleich wach, sondern haben unsere Hochs und Tiefs. Hier kann auch auf die Ruhe-Aktivitäts-Kurve verwiesen werden (vgl. Abbildung 3 auf S. 117 und Vorlage auf der CD-ROM sowie Kapitel 5.11).

Am Vormittag und am Nachmittag sind wir chronobiologisch gesehen wacher als mittags. Viele Personen erleben ein Tief am frühen Abend und dann nochmals gegen 22.00 Uhr. Es ist sinnvoll, diese Zeiten eher mit ruhigen Aktivitäten zu verbringen und sie zum „pausieren" zu nutzen. Produktiver sind wir dann, wenn wir unser chronobiologisches Hoch haben, z. B. am Vormittag oder nachmittags und durchaus auch am Abend. Das bedeutet jedoch nicht, dass wir in den Ruhephasen nicht leistungsfähig wären, es bedeutet nur, dass wir in diesen Zeiten eher auf Ruhe als auf Aktivsein programmiert sind.

> Sie sehen hier die Kurve mit einem sogenannten ultradianem Rhythmus (*Vorlage Ruhe-Aktivitäts-Kurve zur Veranschaulichung verwenden).* Dies ist ein chronobiologischer Rhythmus, der vom 24-Stunden-Takt, dem circadianen Rhythmus abweicht. Bei Insomniepatienten ist diese Kurve flacher, das merken viele daran, dass sie nie richtig wach und nie richtig schläfrig sind. Ziel ist also die Amplitude dieser Kurve zu verbessern. Das können wir mit Medikamenten (Wach- und Müdemacher!), aber auch ohne Psychopharmaka erreichen.

Verhaltensweisen, die man im weitesten Sinne als Zeitgeber bezeichnen könnte, sollten im Einklang mit dem ultradianen Rhythmus eingesetzt werden. Wachmacher wie Licht und Bewegung sollten vor allem morgens und am Nachmittag eingesetzt werden.

> Man kann die Wachheit und Schläfrigkeit durchaus beeinflussen, einmal natürlich durch Medikamente aber auch durch Dinge, die uns alltäglich zur Verfügung stehen. Ich gebe Ihnen ein Beispiel: Das Sonnenlicht ist einer der wichtigsten Zeitgeber überhaupt. Durch das Licht erhält der Körper das Signal, sich auf Aktivität und Wachsein vorzubereiten. Licht ist auch ein wichtiger Stimmungsaufheller, diese Erfahrung machen wir alle während der ersten Frühlingstage. Fallen Ihnen noch mehr Reize ein?

Mögliche Wach- und Müdemacher sollen zusammengetragen und an der Tafel (Flipchart) notiert werden (vgl. auch die Beispiele in Tabelle 7).

> Sie sollten versuchen, diese Wach- und Müdemacher zu nutzen. Gehen Sie zum Beispiel morgens nach dem Aufstehen rasch ans Tageslicht und bemühen Sie sich in der Zeit vor dem Bettgehen um Ruhe und Wärme. Wenn Sie bemerken, dass Sie Probleme haben, gegen eine starke Müdigkeit vor der geplanten Bettzeit anzukämpfen, was könnten Sie tun?

Tabelle 7: Beispiele für Wachmacher und Müdemacher, die Insomniepatienten einsetzen können

Wachmacher	Müdemacher
– Licht – Kälte – Bewegung – Stress – Starke Gefühle – Hunger, Durst – Koffein – Soziale Kontakte – Stehen und unbequemes Sitzen – Neugierde	– Dunkelheit – Wärme, vor allem nach Kälte – Ruhe – Langeweile – Ausgeglichenheit – Sattsein, schweres Essen – Alleinsein – Bequemes Sitzen oder Liegen

Die Patienten sollten dafür sensibel gemacht werden, dass sie ihre Wachheit kreativ beeinflussen können, z. B. indem sie ein spannendes Buch oder eine TV-Sendung mit interessanten Inhalten lesen bzw. ansehen oder indem sie jemanden anrufen. Sie sollten auch über ihr weniger geeignetes Verhalten in der Vergangenheit nachdenken. So fördert beispielsweise das bequeme Liegen auf dem Sofa am Abend das ungewollte Einschlafen vor der Bettzeit.

5.9 Dysfunktionale Einstellungen

Übersicht:
• Aufzeigen und Korrektur dysfunktionaler Einstellungen bezüglich des Schlafes.
Material:
• Foto Schlafender Inder (vgl. Vorlage auf der CD-ROM) • Tafel/Flipchart

Ziel dieses Moduls ist es, dysfunktionale Einstellungen bezüglich des Schlafes aufzuzeigen und zu korrigieren. Die Veränderung alter Einstellungen begleitet die gesamte Therapie und ist letztlich Voraussetzung für die effektive Umsetzung der vorgestellten Maßnahmen. Nur die Einsicht in das eigene bisherige Fehlverhalten und in die falschen Erwartungen an den Schlaf bereitet den Boden für Vertrauen in das Gelingen der neuen Methoden.

Das Präsentieren von irrationalen Überzeugungen führt dazu, dass sich die Patienten in diesen dysfunktionalen Einstellungen wiedererkennen und somit auch in der Therapie „aufgehoben“ fühlen. Das Wissen des Therapeuten um die Ängste der Betroffenen erhöht zudem dessen Akzeptanz.

Viele Patienten stellen am Ende der Therapie fest, dass sich mit dem neuen Blick auf den Schlaf auch andere Einstellungen ändern, die bislang ihren Alltag beeinflusst haben. So bekommen Pausen, Ruhe, Regeneration und Achtsamkeit gegenüber den eigenen Bedürfnissen am Ende der Therapie eine andere Wertigkeit.

Beispiel:

Frau F. ist Studentin und hat ihre Schlafstörungen während der ersten Vordiplomspüfung entwickelt. Sie konnte nicht mehr schlafen und hat sich total überfordert gefühlt. Die ehemalige Einserschülerin, hatte zunehmend das Gefühl, nichts mehr „auf die Reihe“ zu bekommen. Obwohl sie die Prüfungen gut bestanden hatte, entwickelte sie große Zweifel, ob sie weiter studieren sollte. Sie legte ein Freisemester ein. Der Schlaf verbesserte sich nicht. Sie fühlte sich im Gegenteil gegenüber ihren Kommilitonen immer weiter im Hintertreffen. Die eingenommenen Schlafmittel verloren bald ihre Wirkung. Sie wurde depressiver und isolierte sich immer mehr. Sie wurde schließlich nach einem Nervenzusammenbruch in eine Klinik eingewiesen.

Während der Therapie lernte die Patientin, sich von der Dominanz des Schlafes als alleiniger Garant für Leistung zu verabschieden. Sie lernte vor allem, ihre Bedürfnisse nach sozialem Austausch kennen und beschloss, sich Zeit zu nehmen. Sie wechselte schließlich das Studienfach und den Studienort und konnte in einer anderen Stadt ihren Abschluss machen.

Im folgenden Kasten sind einige Beispiele dysfunktionaler Kognitionen aus dem Fragebogen „Dysfunctional Beliefs and Attitudes about Sleep (DBAS)“ von Morin et al. (2007) aufgelistet. Dysfunktionale Kognitionen tragen zur Aufrechterhaltung der Schlafstörung bei, indem sie immer wieder Ängste induzieren und somit das Arousalniveau steigern (Edinger et al., 2001b, vgl. auch Abbildung 1 auf S. 18). Verhaltenstherapeutische Methoden setzen vor allem an den dysfunktionalen Kognitionen an.

Dysfunktionale Kognitionen nach Morin et al. (2007) – Beispielitems aus dem DBAS

- Ich brauche mindestens 8 Stunden Schlaf.
- Ich muss den verlorenen Schlaf nachholen.
- Ich brauche nicht mehr so viel Schlaf, weil ich älter geworden bin.
- Ich habe Angst vor einem Nervenzusammenbruch.
- Mehr Zeit im Bett ermöglicht mehr Schlaf.
- Je mehr ich mich anstrenge, desto schneller schlafe ich ein.
- Ich habe Angst, die Kontrolle über den Schlaf zu verlieren.
- Ältere Menschen sollten früher ins Bett gehen.
- Insomnie stört das Tagesbefinden.
- Ich sollte lieber Schlaftabletten nehmen.
- Ich habe schlechte Stimmung wegen der Insomnie.

Im Folgenden werden häufige dysfunktionale Einstellungen beschrieben.

5.9.1 Mindestdauer Schlaf

Wie viel Stunden Schlaf brauchen wir?

Für westliche Industrieländer wird eine durchschnittliche Dauer von 7,5 Stunden Schlaf angegeben. Schlafmedizinisch gesehen ist eine nächtliche Durchschnittsdauer von 5 bis 9 Stunden normal. Alles was darüber bzw. darunter liegt, wird entweder als Hyper- oder als Hyposomnie bezeichnet.

Beispiel:

Frau R. berichtet, dass ihr Mann überall und immer schlafen kann. Er lege sich hin und schlafe dann mindestens acht Stunden. Er mache sich Sorgen um sie, weil sie so wenig schlafe. Sie sei mit 5 Stunden Schlaf schon zufrieden.

Insomniepatienten orientieren sich hinsichtlich ihrer Vorstellungen von normaler Schlafzeit entweder an Informationen über die Medien oder an dem unmittelbaren Umfeld. Die nächtliche Erfahrung, die „Normzeit“ nicht zu erreichen, verunsichert und löst unter Umständen Versagensgefühle aus. Die Patienten verbalisieren oft Minderwertigkeitsgefühle, weil sie es nicht „schaffen“, so viel zu schlafen. Das wahrgenommene Defizit verstärkt wiederum die Angst, irgendwann mal unter den Folgen leiden zu müssen. Die Vorstellung normaler Schlafdauer alleine kann Patienten schon entlasten.

Des Weiteren sollte erwähnt werden, dass es natürliche Kurz- und Langschläfer gibt. Diese Einteilung beruht auf der Erfahrung, dass es interindividuelle Unterschiede im natürlichen Schlafbedürfnis gibt. Ein Kurzschläfer kommt in der Regel mit wenig Schlaf (ca. 5 bis 6 Stunden) aus, während ein Langschläfer mit dieser durchschnittlichen Schlafzeit in ein Schlafmangelsyndrom rutschen würde. Durch die Bettzeitenrestriktion kann herausgefunden werden, wie das individuelle Schlafbedürfnis aussieht.

Beispiel:

Frau O. hatte gedacht, dass sie mindestens 7 Stunden Schlaf bräuchte, um erholt zu sein. Sie ist nun überrascht, dass sie auch mit 5,5 Stunden Schlaf tagsüber fit ist.

Sie können Ihr eigenes optimales Schlafbedürfnis selber erforschen und zwar mit der Bettzeitenrestriktion. Durch die konsequente Verkürzung der Bettzeiten können Sie herausfinden, wie viel Schlaf für sie optimal ist, das heißt, welche Mindestmenge an Schlaf Sie erholt. Wir fangen hier mit einer Dauer von 6 bzw. 6,5 Stunden an. Wenn Sie diese Zeit nicht mit Schlaf ausfüllen können und tagsüber fit sind, benötigen sie wahrscheinlich weniger. Wenn Sie diese Zeit durchschlafen und trotzdem müde sind, brauchen Sie wahrscheinlich mehr Schlaf.

Die Mindestdauer ist also keine feste biologische Größe, sie kann sehr unterschiedlich sein, inter-

aber auch intraindividuell. Die individuelle Schlafdauer verändert sich innerhalb der Lebensspanne und ist zweitens abhängig von der Lebenssituation. Auf die Schwankungen der benötigten Schlafdauer sollte also am besten mit Anpassung der Bettzeiten reagiert werden.

5.9.2 Der beste Schlaf ist vor Mitternacht

Die These vom besseren Schlaf vor Mitternacht ist wissenschaftlich nicht belegt. Der Therapeut sollte darauf unbedingt hinweisen. Die Erwähnung dieses Punktes ist deshalb wichtig, da die Patienten bei der Bettzeitenrestriktion unter Umständen erst um Mitternacht ins Bett gehen dürfen. Dies wiederum kann Ängste auslösen, weil die Überzeugung besteht, dass evtl. nicht genügend Schlaf (vor Mitternacht) erreichbar ist.

Dunkelheit und Licht als natürliche Zeitgeber werden schon lange durch die künstliche Beleuchtung relativiert. Ein physiologischer Einschlafzeitpunkt ergibt sich vor allem durch die Dauer der vorangegangenen Wachzeit und durch die Regelmäßigkeit der Bettzeiten. Insbesondere durch letztere ergeben sich chronobiologische Regelmäßigkeiten von Körpertemperatur und anderen physiologischen Parametern. Ob vor oder nach Mitternacht, ist hier nicht von Belang.

5.9.3 Mit meinem Körper stimmt etwas nicht

Das Gefühl, etwas nicht mehr tun zu können, was zuvor ein ganz selbstverständlicher Vorgang war, ist beängstigend. Viele Patienten erleben die Schlafstörung von daher als Verlust einer grundlegenden körperlichen Fähigkeit. Wenn der Körper auf einmal „nicht mehr mitspielt“, ergibt sich der Verdacht, dass mit ihm etwas „nicht mehr stimmt“ („Da muss doch im Kopf etwas nicht mehr stimmen!“). Dahinter verbirgt sich die Vorstellung, eines organischen Defektes, der aufgetreten ist. Eine Medikamentengabe verstärkt die irrationale Vorstellung, „mein Körper kann sich von alleine nicht mehr genügend Schlaf verschaffen“ zusätzlich.

Die Veränderung der Kognition „mit meinem Körper stimmt etwas nicht“ gehört zum wichtigsten Baustein zu Beginn der Therapie. Sie ist die Voraussetzung dafür, dass sich die Patienten wirklich auf das Programm einlassen können. Auf diese dysfunktionale Kognition sollte vor allem bei der Aufklärung über die PPI, aber auch zu anderen passenden Zeitpunkten (z. B. „Ursachen von gestörtem Schlaf“) während der Therapie immer wieder eingegangen werden.

5.9.4 Ich werde mit dieser Schlafstörung leben müssen

Erfolglose Therapieversuche lassen viele Patienten resignieren. Studien zeigen, dass nur die wenigsten Schlafgestörten ihre Insomnie beim Arzt ansprechen. Es scheint, dass etwa jeder zehnte Schlafgestörte medizinische Hilfe in Anspruch nimmt (Hatoum et al., 1998; Leger et al., 2002). Diese geringe Rate an Inanspruchnahme professioneller Hilfe kann unterschiedliche Gründe haben. Ein Grund ist mit Sicherheit die weitverbreitete Meinung, dass bei Schlafstörungen Schlafmittel verschrieben werden. „Wenn man zum Arzt geht, bekommt man eh nur ein Medikament“ ist ein Satz, der häufig geäußert wird. Viele Patienten stehen einer medikamentösen Therapie bei Schlafstörungen aber misstrauisch gegenüber, teils aus Angst vor Nebenwirkungen und teils aus Angst vor Abhängigkeit.

Die Patienten sollten im Verlauf der Therapie lernen, dass eine Insomnie nicht lebenslang bestehen bleiben muss. Die Insomnie ist veränderbar, so lange keine nachgewiesenen organischen Schlafstörungen vorliegen. Die Methoden zur Veränderung lernen sie in der Therapie kennen.

5.9.5 Man kann nur unter optimalen Bedingungen schlafen

Je gefährdeter der Schlaf erscheint, desto vorsichtiger wird der Umgang damit. Viele Patienten versuchen aus Sorge um den Schlaf, die Bedingungen dafür zu optimieren und nehmen eine sogenannte Schonhaltung ein.

Beispiel:

Frau M. hat festgestellt, dass sie nicht schlafen kann, wenn jemand neben ihr liegt. Sie fährt deswegen jeden Abend wieder zurück in ihre Wohnung und schläft nicht bei ihrem Freund.

Die Schonhaltung kann ganz irrationale Züge annehmen, so werden Dinge aus dem Schlafzimmer verbannt, die eventuell den Schlaf stören könnten, sei es der Computer oder elektrische Leitungen.

Fakt ist jedoch, dass auch in den „unmöglichsten Situationen" geschlafen werden kann. Abbildung 23 gibt ein eindrückliches Beispiel.

Insomniepatienten machen während der Gruppentherapie die Erfahrung, in einer sehr ungewöhnlichen Situation schlafen zu müssen, nämlich in einem Krankenhauszimmer mit einer fremden Person. Wenn diese Person auch noch schnarcht, ist es eine echte Herausforderung, eine angstbesetzte Situation, der sich der Patient stellen muss. Die Patienten sollten lernen, dass ungewohnte Bedingungen das Einschlafen zwar erschweren, aber nicht unmöglich machen müssen. Je höher der Schlafdruck, desto wahrscheinlicher ist es, auch in scheinbar unmöglichen Situationen einzuschlafen.

Sie sehen hier dieses Bild *(Foto eines schlafenden Inders zur Veranschaulichung zeigen)*. Warum, meinen Sie, kann dieser Mensch hier schlafen?

Der Inder auf dem Bild verfügt wahrscheinlich über einen ausreichend hohen Schlafdruck einerseits und eine entspannte Grundhaltung andererseits, um in dieser Situation zu schlafen. Das Bild ist provokativ, bildet jedoch eine gute Diskussionsgrundlage für die jeweiligen bisherigen Versuche eine „optimale" Schlafumgebung herbeizuführen. Die Teilnehmer sollen sich an Situationen erinnern, wo sie „trotz allem" schlafen konnten und dazu angeregt werden, die bisherigen Aspekte der Schonhaltung aufzudecken (z. B. Absolute Abdunkelung des Zimmers, keine elektrischen Geräte im Schlafzimmer).

Die Diskussion sollte dahingehend gelenkt werden, dass vor allem die Einstellung zu den Schlafbedingungen entscheidend ist. Auch wenn die alten Überzeugungen durch Erfahrungen entstanden sind, heißt es nicht, dass sie nicht korrigiert werden können. Außerdem sollte hier nochmals auf grundlegende Faktoren Bezug genommen werden, die den Schlaf beeinflussen können, nämlich auf die Dauer der Wachzeit vor dem Einschlafen und die Entspannung.

Dinge, die den Schlaf begünstigen, sind vor allem die Wachzeit vor dem Einschlafen und zudem der Grad der Entspannung beim Einschlafen. Den Grad der Entspannung können Sie durch ihre Einstellungen mitbestimmen.

5.10 Stimuluskontrolle

Übersicht:
• Bei der Stimuluskontrolle soll eine negative Konditionierung des Bettes aufgehoben und wieder positiv zu besetzt werden
Material:
• Tafel/Flipchart

Die Stimuluskontrolle in der Insomnietherapie geht auf Bootzin (1972) zurück. Die Idee dahin-

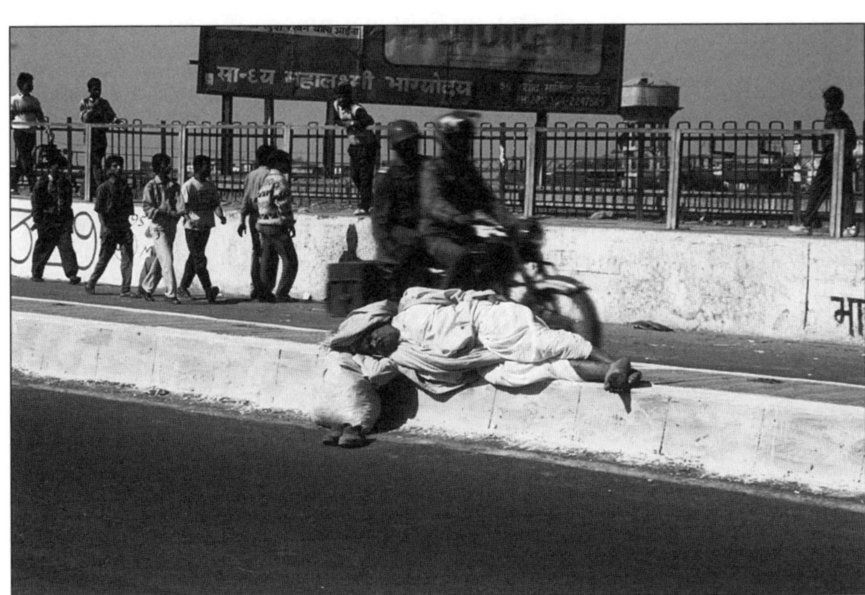

Abbildung 23:
Schlafender Inder
(© Peter Geisler, Regensburg)

ter ist, das Bett von schlafinkompatiblen Reizen zu befreien und wieder mit Schlaf zu verknüpfen.

Insomniepatienten entwickeln im Laufe ihrer Erkrankung ein mit negativen Emotionen aufgeladenes Verhältnis zum Schlaf (ähnlich wie Essgestörte zum Essen). Diese negativen Gefühle entladen sich an dem Ort, an dem der Schlaf gestört ist, nämlich im Bett. So werden im Bett regelmäßig Gefühle wie Angst, Sorge, Wachliegen mit Grübeln erlebt. Es kommt also zu einer klassischen Konditionierung: Ein an sich neutraler Reiz (das Bett) wird in Kombination mit einer negativen Erfahrung (müde, ohne Schlaf) zu einem aversiven Reiz, und löst Ärger, Frustration und Anspannung aus. Dies hat zur Folge, dass Insomniepatienten auf das Bett mehr oder weniger unbewusst schon aversiv reagieren, sei es auch nur in Form eines erhöhten Anspannungsniveaus.

Beispiel:

Frau T. berichtet, immer wieder die gleiche Erfahrung zu machen, sie sei hundemüde und könne sich abends auf dem Sofa kaum wachhalten. Sobald sie sich in ihr Bett lege, sei sie wieder hellwach.

An diesem Beispiel wird deutlich, wie sehr das Bett mit seiner negativen Assoziation in Bezug auf Schlaf mittlerweile zum Wachmacher geworden ist. Diese Assoziationen werden in ihrer emotionalen Valenz sofort hervorgerufen, sobald das Bett ins Blickfeld gerät. Ziel der Therapie ist es, diese negative Assoziation aufzuheben und wieder zu „überschreiben“.

Diese Rekonditionierung ist dadurch zu erreichen, indem das Bett ab dem Beginn der Therapie nur noch mit Schlaf selbst verknüpft wird. Die Patienten sollten sich daher nur zum Schlafen ins Bett legen. Für das nächtliche Wachliegen gibt es kein Zeitkriterium. Die Frage: „Nach wie vielen Minuten des Wachliegens, sollte ich aufstehen“ geht von den falschen Voraussetzungen aus. Die negative Konditionierung Bett–Wachsein entsteht nicht nach einer bestimmten Dauer (zumindest gibt es hierfür keinen wissenschaftlichen Nachweis), sondern durch die negative emotionale Verknüpfung. Das heißt, grundsätzlich kann man natürlich wach im Bett liegen, wenn man es als angenehm und wohlig empfindet, dies ist jedoch Insomniepatienten aufgrund ihrer Störung nicht möglich. Für die erste Zeit sollte das Bett daher also nur zum Schlafen benutzt werden.

Bei der Stimuluskontrolle soll eine negative Konditionierung des Bettes aufgehoben und wieder positiv zu besetzt werden. Dabei sollten die Teilnehmer zunächst das allgemeine Prinzip der Konditionierung verstehen. Die Konditionierung kann anhand von Alltagsbeispielen erklärt werden (z. B. Weihnachtsbaum oder der Duft von Sonnencreme). Des Weiteren sollen die Teilnehmer lernen, dass dieses Reiz-Reaktions-Muster nicht immer bewusst und abrufbar ist.

Nehmen wir nun das Bett. Das Bett an sich ist zunächst neutral. Es bekommt aber eine Signalwirkung, wenn wir damit bestimmte Dinge verknüpfen, die dort passiert sind: Welche Gedanken und Gefühle hatten Sie, wenn Sie im Bett lagen?

Die Antworten sollten, wie in Abbildung 24 dargestellt, an der Tafel notiert werden. Wichtig ist dass die Patienten verstehen, wie ihr Bett durch die wiederholte Verknüpfung mit negativen Erfahrungen selber zum aversiven Reiz werden kann, ohne dass es ihnen bewusst wird.

Folgende Phänomene können nun gemeinsam mit den Patienten besprochen werden:
- Sie sind abends sehr müde und werden wach, sobald sie sich dem Bett nähern.
- Sie können unter Umständen an anderen Orten besser schlafen als in ihrem eigenen Bett.
- Allein diese negative Konditionierung kann schon zu Schlafstörungen führen.

Wenn die Patienten die Grundlagen der Konditionierung verstanden haben, kann im letzten Schritt die Maßnahme erklärt werden, dass man das Bett verlassen muss, wenn man nicht schlafen kann. Das Bett sollte also nur noch zum Schlafen benutzt werden soll.

Das Bett sollte während der Therapie nur zum Schlafen benutzt werden. Stehen Sie auf, sobald Sie merken, dass Sie zu wach sind, um einzuschlafen. Gehen Sie erst wieder ins Bett, wenn Sie meinen, schlafen zu können. Es ist besser die Nacht wach außerhalb des Bettes zu verbringen als im Bett. So kommt es zumindest nicht zu einer negativen Konditionierung.

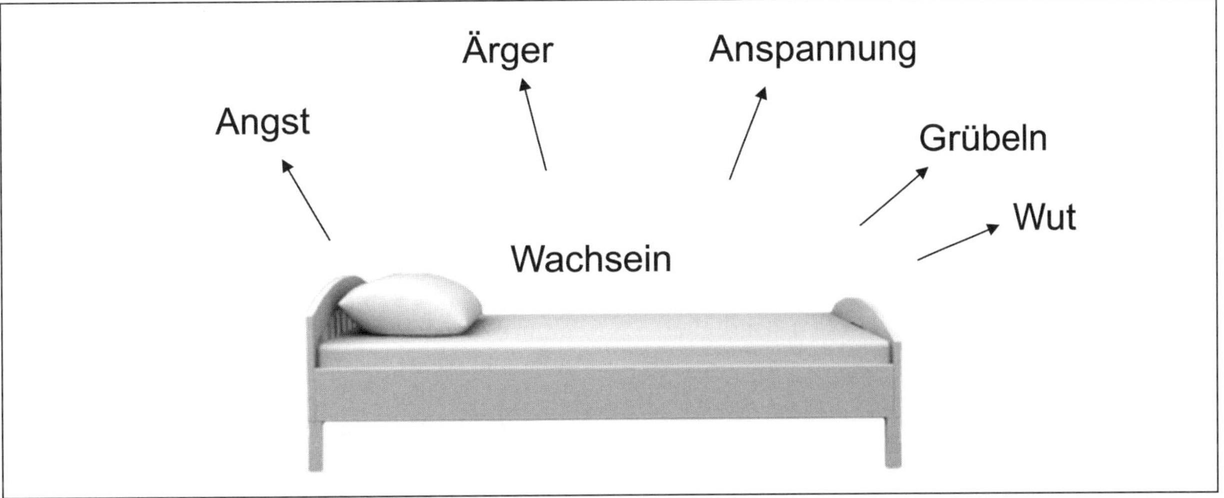

Abbildung 24: Bett und Gefühle

Regelmäßig kommt es auch zu folgendem Einwand: „Ich habe alles verstanden und dennoch, ich habe keine Angst, wenn ich ins Bett gehe, im Gegenteil, ich freue mich auf das Bett und bin dann trotzdem wach, auch wenn ich vorher müde war." Häufig haben sich Patienten, die bereits seit sehr langer Zeit unter einem gestörten Schlaf leiden, gewissermaßen mit ihrer Schlafstörung arrangiert und reagieren nicht mehr mit Trauer, Wut oder Verzweiflung. Diese Patienten verweisen gerne auf ihre lange Störungsdauer und darauf, dass die Angst vielleicht am Anfang einmal vorhanden war, aber inzwischen nicht mehr auftritt. Hier ist der Hinweis wichtig, dass Erwartungsängste viele „Gesichter" haben können. Das Bett kann bei einigen Betroffenen auch immer noch als Ort der Ruhe und der Entspannung wahrgenommen werden und dennoch ist die Angst vorhanden, meist als Anspannung oder in Form von negativen Gedanken bezüglich des Schlafes.

5.11 Entspannung

Übersicht:
• Voraussetzung für den Einschlafprozess, ist Entspannung. • Bei Insomniepatienten besteht ein durchgehendes Muster an erhöhter psychophysiologischer Anspannung, welches das Einschlafen als solches verhindert. • Aufklärung über den Unterschied zwischen Müdigkeit und Schläfrigkeit. • Vermittlung von Entspannungsmethoden. • Optimale Tageszeiten zur Entspannung.

Material:
• Ruhe-Aktivitäts-Kurve (vgl. Vorlage auf der CD-ROM) • Tafel/Flipchart

Die Vermittlung von Entspannung ist einer der Grundpfeiler der Therapie, da entspannt sein die Voraussetzung für den Einschlafprozess ist. Anders als bei anderen psychischen Störungen, sollte die Entspannung nicht nur als Hilfsmittel zur Beruhigung dienen, sondern zur Verminderung einer der wesentlichen aufrechterhaltenden Faktoren der Psychophysiologische Insomnie (PPI), nämlich des Hyperarousals.

Bei Insomniepatienten besteht ein durchgehendes Muster an erhöhter psychophysiologischer Anspannung, welches das Einschlafen als solches verhindert. Es kann aber auch für die verzögerte Wahrnehmung des Einschlafens verantwortlich gemacht werden (Perlis, 1997). Andererseits ist der Zustand tiefer Entspannung oft nicht von leichtem Schlaf unterscheidbar.

Entspannung findet also auf geistiger Ebene sowie körperlich wahrnehmbar statt und ist insofern schon Teil des Einschlafprozesses. Entspannung als Voraussetzung für Schlaf hat jedoch auch mit Müdigkeit und Schläfrigkeit zu tun. Die Unterscheidung dieser Zustände ist normalerweise nicht von Belang, für Insomniepatienten jedoch essenziell wichtig. Diese machen schließlich die Erfahrungen, müde zu sein und eben nicht schlafen zu können, erleben also ein ständiges Nebeneinader von Erschöpfung und Anspannung.

Im Modul Entspannung sollten also die unterschiedlichen Zustände der Vigilanz vermittelt werden sowie effektive Methoden, diese zu erreichen.

5.11.1 Unterschied zwischen Müdigkeit und Schlafbereitschaft

Was ist der Unterschied zwischen Müdigkeit und Schläfrigkeit?

Die Definitionen von Müdigkeit und Schläfrigkeit, mit denen hier gearbeitet wird, sind weitgehend der Semantik entlehnt und für therapeutische Zwecke gut geeignet. Müdigkeit wird als Folge von Überbeanspruchung verstanden. So können Materialien genauso wie Lebewesen ermüden. Menschliche Müdigkeit geht mit Erschöpfung, Lustlosigkeit und dem Nachlassen des Antriebs einher. Die Stimmung bei Müdigkeit ist eher negativ als positiv gefärbt, weil sie ein „nicht mehr können" bedeutet. So weist die umgangssprachlich Umschreibung „es ist ermüdend" genau auf diesen Aspekt hin. Schläfrigkeit hingegen ist ein Zustand der Bereitschaft. Wenn man schläfrig ist, könnte man gleich einschlafen. Ein schläfriger Säugling hat Probleme die Augen offen zu halten und ist kurz davor, einzuschlafen. Ein müder Säugling hingegen schreit u. U. oder ist unleidlich. Umgangssprachlich beschreibt das Wort „einschläfern" genau diesen Übergang vom Wachzustand in den Schlaf.

Vor diesem Hintergrund wird verständlich, warum Insomniepatienten ständig müde, aber nicht schläfrig sind. Ziel der Therapie ist es, sie in der aktiven Phase wieder wach zu machen und vor der Schlafperiode schläfrig.

Normalerweise geht Müdigkeit in Schläfrigkeit über. Das Verbindungsglied ist die Entspannung, wenn diese fehlt, wird Müdigkeit quälend.

Beispielsweise kann eine lange Autofahrt ermüden. Wenn man noch weiterfahren muss, sollte man sich nicht entspannen, um nicht einzuschlafen. Wachmacher (frische Luft, ein anregendes Gespräch) können Abhilfe schaffen. Bei Insomniepatienten verhindert die Anspannung die Schläfrigkeit, sie sind sich dessen nicht bewusst und erleben nur, dass das „Hinübergleiten in den Schlaf" nicht funktioniert. Der kleine Unterschied zwischen denjenigen, die „immer und überall schlafen" können und den insomnischen Personen liegt unter anderem in dem Grad der Entspannung beim Einschlafprozess. In einer Studie zu Meditation und Schlaf konnten Personen mit langjähriger Meditationserfahrung tagsüber quasi auf Kommando einschlafen (Seidl, 2012).

Fallen Ihnen Dinge ein, die den Übergang von Müdigkeit zur Schläfrigkeit stören?

Mögliche Störfaktoren werden gesammelt und an der Tafel (Flipchart) notiert. Zur Verdeutlichung kann auch die Abbildung 25 herangezogen werden.

Wenn Sie lernen, sich zu entspannen, lernen Sie, einzuschlafen.

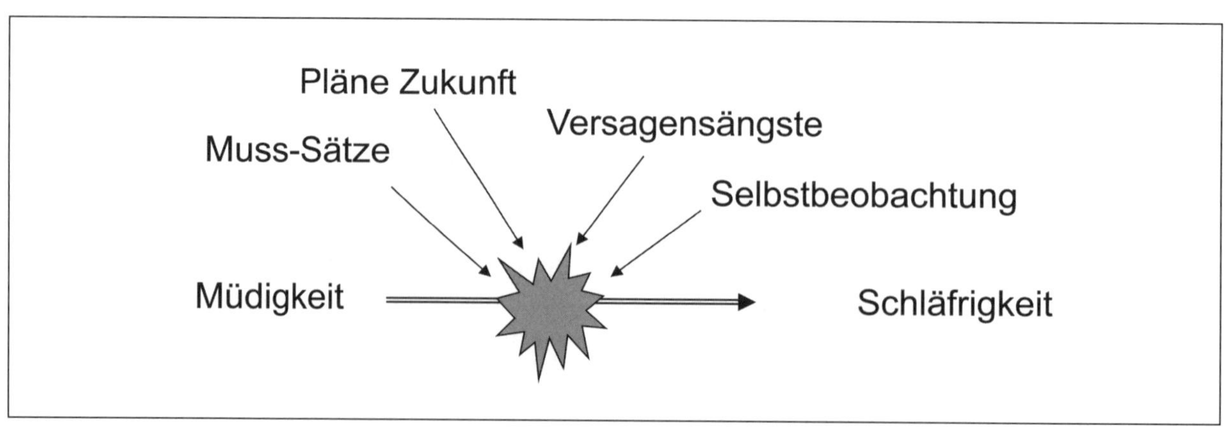

Abbildung 25: Müdigkeit und Schläfrigkeit

5.11.2 Verschiedene Methoden der Entspannung

Welche Erfahrungen haben Sie mit Entspannung bzw. Entspannungsmethoden bisher gemacht?

Insomniepatienten haben in der Regel schon Entspannungsverfahren gelernt. Die gängigen Methoden wie Progressive Muskelrelaxation (PMR) nach Jacobson oder Autogenes Training werden häufig von Therapeuten und in der einschlägigen Literatur empfohlen. Viele Insomniepatienten berichten jedoch von eher negativen Erfahrungen. Dies liegt daran, dass Patienten Entspannung häufig nur auf der körperlichen Ebene empfinden, was einen kurzzeitigen Effekt haben kann (wie bei der Hypnotikaeinnahme). Langfristig wird die körperliche Entspannung jedoch durch die Angst und die Sorgen wieder verdrängt.

Entspannung ist nicht nur auf der körperlichen Ebene spürbar, sie hat auch eine mentale Entsprechung. Beide Ebenen müssen bedient werden, um Entspannung herbeizuführen. Darum setzt die Therapie auf allen Ebenen an. Was bedeutet für Sie Entspannung auf den beiden Ebenen? Können Sie mir Gedanken oder Empfindungen nennen, die Sie mit Entspannung verbinden? *(Beispiele für die gedankliche Ebene: „Ich habe alles erledigt", „Ich freue mich auf morgen", „Ich fühle mich sicher.", Beispiele für die körperliche Ebene: „Ich spüre, wie mein Körper warm und ruhig ist", „Ich spüre wie die Anspannung nachlässt.").*

Was entspannt Sie?

Die Patienten sollen im Verlauf der Therapie lernen, dass der Zustand der Entspannung auf unterschiedliche Art und Weise erreicht werden kann (z. B. bei Spaziergängen oder beim Musikhören). Wichtig ist die Bereitschaft, Entspannung immer wieder zu üben, auch während eines stressigen Alltags. Sich zu entspannen kann, wie andere Fähigkeiten auch, eingeübt werden! Je öfter geübt wird, desto schneller kann man sich entspannen.

Welche Entspannungsformen eignen sich gut? Es können verschiedene Methoden der Entspannung eingeübt werden (z. B. Atemtechnik, Tiefenatmung, Traumreisen). Individuelle Problemkonstellationen können gegebenenfalls zusätzlich in den Einzelgesprächen besprochen werden. Entspannung kann aber auch auf ganz unkonventionelle Art erfolgen, indem z. B. ein Buch oder ein Spaziergang gemacht wird.

5.11.3 Optimale Zeitpunkte der Entspannung

Nicht nur bei der Art der Entspannung, auch beim gewählten Zeitpunkt können Fehler gemacht werden. Ein sehr häufiger Fehler ist, dass Patienten die Entspannung beispielsweise im Bett einüben wollen. Mit noch vorhandener körperlicher Anspannung sollte das Bett jedoch nicht aufgesucht werden. In der Regel sollte der Schlafdruck hoch groß und der Patient ausreichend entspannt sein, bevor er sein Bett aufsucht. Es gibt also „gute" und „schlechte" Zeitpunkte für das Erlernen und Erproben von Entspannung (vgl. Abbildung 3 auf S. 27).

Wir haben über den Tag verteilt natürliche Tiefs *(evtl. anhand der Vorlage Ruhe-Aktivitäts-Kurve veranschaulichen).* Ein allseits bekanntes Tief ist mittags, dann kommt noch eines am Abend und oft später gegen 21.30 Uhr. An diesen Zeitpunkten sind wir normalerweise weniger wach als zum Beispiel um 11.00 Uhr. Es bietet sich also an, die Entspannung an diesen Zeitpunkten zu üben. Darum wird in der Gruppentherapie die Entspannung auch mittags durchgeführt.

Das abendliche Tief hat bei Insomniepatienten eine besondere Bedeutung. Viele Patienten meinen, dass sie diesen „Totpunkt" für das Einschlafen nutzen sollten, sind dann aber in der Regel nach 5 Stunden also gegen 2.00 Uhr wieder wach. Dieses Tief sollte überwunden werden, es sei denn der Patient wünscht, regelmäßig um 4.00 Uhr oder 5.00 Uhr aufzustehen. Gegen die abendliche Müdigkeit anzukämpfen fällt vielen, vor allem älteren Insomniepatienten schwer. Der Therapeut muss daher häufig ein wenig Überzeugungsarbeit leisten, um die Patienten zu motivieren, das abendliche Tief zu überwinden.

Sie sollen lernen, das Schlafbedürfnis Ihres Körpers kennenzulernen, ihm aber nicht immer nachzugeben. Sie sollen schlafen, wann Sie es wollen und nicht, wenn der Körper müde ist. Versuchen Sie, den Abend zu verlängern.

Entspannung am Mittag in Kombination mit einem erhöhten Schlafdruck führt häufig zu ungewolltem Einnicken. Die Patienten werden erfahrungsgemäß im Laufe der Therapie durch die Bettzeitenrestriktion immer müder und haben dann natürlich Probleme, in monotonen entspannenden Situationen wachzubleiben. Sie sollten vor der Entspannungseinheit darüber informiert werden, dass sie geweckt werden sobald sie einschlafen. Die Tatsache, dass die Patienten nun tagsüber wieder einschlafen können, was vor der Therapie nicht möglich war, sollte als Therapiefortschritt hervorgehoben werden.

> Dass Sie bei der Entspannung einschlafen, ist ein Zeichen, dass Sie die aufgebaute Müdigkeit durch Entspannung wieder in Schläfrigkeit umwandeln können. Dies ist ein echter Fortschritt!

In der Gruppentherapie sollte den Patienten ein breites Spektrum an Entspannungsverfahren angeboten werden. Da fast täglich Sitzungen für das Einüben von Entspannung vorgesehen sind, bietet es sich an, PMR, Tiefenatmung, aber auch Traumreisen oder Visualisierungsübungen anzubieten.

Es ist wichtig, die Patienten – wie oben erwähnt – darüber zu informieren, dass sie aufgrund des erhöhten Schlafdrucks während der Entspannung einschlafen. Die Patienten sollten dann geweckt werden (z. B. durch Berühren an der Schulter oder am Zeh). Falls Patienten immer wieder und rasch einschlafen, sollten sie die Übungen mit offenen Augen durchführen. Falls Patienten im Liegen Schmerzen haben, können sie die Entspannung auch im Sitzen machen.

5.12 Insomnie und Persönlichkeit

Übersicht:
• Es gibt Hinweise, dass sich Insomniepatienten in bestimmten Persönlichkeitseigenschaften ähneln. Diese können das Auftreten einer Insomnie fördern. • Welche Funktion kann gestörter Schlaf haben?
Material:
• Tafel/Flipchart

Dieses Modul sollte am Ende der Therapie durchgeführt werden. Zu Beginn der Therapie sind die Patienten noch zu sehr durch den fehlenden Schlaf und die Sorge um den Ausgang der Therapie in Anspruch genommen. Nach den ersten Erfolgserlebnissen ist in der Regel das Vertrauen in die Therapie gewachsen und so entsteht eher die Bereitschaft, einen Blick hinter die Fassade „alles, außer dem gestörten Schlaf, ist gut" zu riskieren. Aufgrund der ersten positiven Erfahrungen mit der Bettzeitenrestriktion, können die meisten Patienten nun auch ihr bisheriges Fehlverhalten hinsichtlich des Schlafes nachvollziehen und sind jetzt offener für psychotherapeutische Hinweise. Diese betreffen einen vulnerablen Punkt, nämlich die Persönlichkeitseigenschaften, die das Entstehen einer Insomnie begünstigen.

Es gibt Hinweise, dass sich Insomniepatienten in bestimmten Persönlichkeitseigenschaften ähneln. Auch wenn es nur wenige Studien dazu gibt, ist die klinische Erfahrung mit den Patienten diesbezüglich eindeutig. Auffällig ist ein Hang zum Perfektionismus, der auch wissenschaftlich bestätigt werden konnte (Vincent & Walker, 2000). Dieser ist oft mit einer gewissen Zwanghaftigkeit verbunden und daraus resultierend dem Wunsch nach Kontrolle. Insomniepatienten haben beispielsweise häufig Probleme damit, Aufgaben zu delegieren oder diese abzugeben. Außerdem besteht häufig eine Aggressionshemmung und sie können sich gegenüber Überforderungen nur schwer abgrenzen. Hohe Leistungsansprüche einerseits und das Problem, sich gegenüber Anforderungen nur schwer abgrenzen andererseits, können auf Dauer überfordern. Dies muss nicht an eine verantwortungsvolle und schwierige berufliche Tätigkeit gebunden sein. Hausfrauen können genauso betroffen sein wie Ingenieure in leitender Position.

Dass der Schlaf gestört ist, wird nicht als Folge von Überforderung erlebt, sondern eher als weiteres Indiz des eigenen Versagens („Nun kann man noch nicht mal mehr schlafen!"). Die tagsüber erlebte Müdigkeit verstärkt wiederum die Sorge um die Leistungsfähigkeit und Zukunft.

Das Aufdecken dieser Zusammenhänge gegen Ende der Therapie rundet die übrigen Inhalte ab. Schlaf wird nicht als vegetative Dysfunktion korrigiert, sondern als Teil eines dysfunktionalen Systems gesehen! Nur wenn Patienten diese Zusammenhänge am Ende der Therapie bewusst sind, können auch nachhaltige Veränderungen initiiert werden. Es geht also darum, dass die Patienten diese Persönlichkeitseigenschaften erkennen und sich bewusst machen, dass sie das Entstehen des Teufelskreises begünstigen.

Die Teilnehmer sollen nach dem Erreichen der ersten Erfolgserlebnisse in der Therapie für die Funktion der Schlafstörung sensibilisiert werden. Folgende Inhalte sollten in dieser Stunde vermittelt werden:
- Welche Persönlichkeitsfaktoren fördern das Auftreten einer Insomnie?
- Was bedeutet dies für den Alltag?
- Welche Funktion kann gestörter Schlaf haben?

Wenn Sie sich das Entstehungsmodell der psychophysiologischen Insomnie ins Gedächtnis rufen, ist es bemerkenswert, dass einige Personen Insomnien entwickeln und andere nicht. Es gibt Menschen, die Fürchterliches erleben, ohne eine Insomnie zu entwickeln und andere Menschen bekommen eine Insomnie ohne dramatischen Erlebnishintergrund. Was ist der Grund dafür?

Die Antworten werden gesammelt und auf der Tafel (Flipchart) notiert.

Es gibt Hinweise dafür, dass bestimmte Persönlichkeitseigenschaften einen Nährboden für die Entwicklung der Insomnie bilden. Dazu gehören: Perfektionismus, Introversion, Verantwortungsgefühl und Harmoniebedürfnis. Können Sie mir hierfür Beispiele aus dem Alltag nennen?

In der Regel erkennen sich Insomniepatienten in diesen Beschreibungen gut wieder und sie können Beispiele aus ihrem Alltag nennen.

Insomniepatienten
- haben Probleme, Aggressionen zu zeigen,
- fühlen sich für das Wohlergehen der anderen verantwortlich,
- schauen zuerst auf andere und sorgen dann für sich.

All diese Eigenschaften sind zunächst einmal positiv und werden von den Mitmenschen als angenehm empfunden. Dieses Ideal kann jedoch kippen, wenn es sich mit der Umwelt (privat oder beruflich) nicht mehr im harmonischen Einklang befindet. Dies ist dann der Fall, wenn die Umwelt zu viel Verantwortung abgibt.

Im Berufsleben sowie im privaten Bereich werden verantwortungsvolle Personen geschätzt. In der Regel gewöhnen sich Mitmenschen rasch daran und neigt dazu, dieses Verhalten als selbstverständlich voraus zu setzen und unter Umständen mit noch mehr Aufgaben zu belasten. Für die Betroffenen kann diese Rolle, verbunden mit einem Hang zum Perfektionismus und einer introvertierten Persönlichkeit, irgendwann einmal zur Überforderung führen. Je mehr Verantwortung eine Person hat, desto mehr Anforderungen werden gestellt und desto höher der Druck, der sich dann in einer chronisch erhöhten Anspannung manifestieren kann. Hier kann das Beispiel mit der Ameise, die das Zehnfache des eigenen Körpergewichts tragen kann, angeführt werden. Jedes System hält zwar einige Zeit Belastungen aus, ist jedoch irgendwann einmal überfordert.

Patienten sollten an dieser Stelle erkennen, dass die Insomnie mit ihrem Teufelskreis einen psychischen Nährboden braucht. Welche Konsequenzen sollen daraus gezogen werden?

Schlafhygiene bedeutet auch psychische Hygiene. Wenn man den gestörten Schlaf nicht als lästige Dysfunktion sieht, sondern auch als Warnsignal, bekommt die Insomnie einen positiven Sinn. Sie sollten also versuchen, achtsamer mit sich umzugehen.

Im Folgenden können Lösungswege anhand der folgenden Fragen diskutiert werden:
- Wie erkenne ich die Grenzen meiner Belastbarkeit, was sind die Signale, die mein Körper mir gibt?
- Wie kann ich mich in Zukunft davor schützen?
- Was sollte ich in meinem Alltag umorganisieren?
- Habe ich genug Zeit für Pausen?
- Könnte die Schlafstörung auch ein Signal sein?

5.13 Abschlusspolysomnographie, um Therapieerfolge sichtbar zu machen

Übersicht:
• Besprechung der Ergebnisse mit dem Patienten
Material:
• Schlafprofile der Patienten aus der PSG-Nacht

Die Abschlusspolysomnographie erleben viele Patienten als eine Art Höhepunkt der Therapie. Die Patienten sind sehr gespannt, ob sich ihr Schlaf seit der ersten Messung durch die Einhaltung der Maßnahmen während der Therapie gebessert hat. Durch die Polysomnographie (PSG) kann der Therapieerfolg gemessen und unmittelbar sichtbar gemacht werden, was bei anderen psychischen Störungen in dieser Form nicht möglich ist. Abbildung 26 und 27 zeigen zwei Beispiele.

In der Regel zeigen sich bei der Abschlusspolysomnographie Verbesserungen. Es ist wichtig, dass die Patienten die Verbesserung des objektiv messbaren Schlafes als ihre Leistung anerkennen und nicht als zufälliges Ergebnis betrachten. Wenn die Patienten anerkennen können, dass die Verbesserung des objektiv messbaren Schlafes das Ergebnis ihrer Verhaltensänderung ist, haben sie die Kontrolle über ihren Schlaf wiedergefunden.

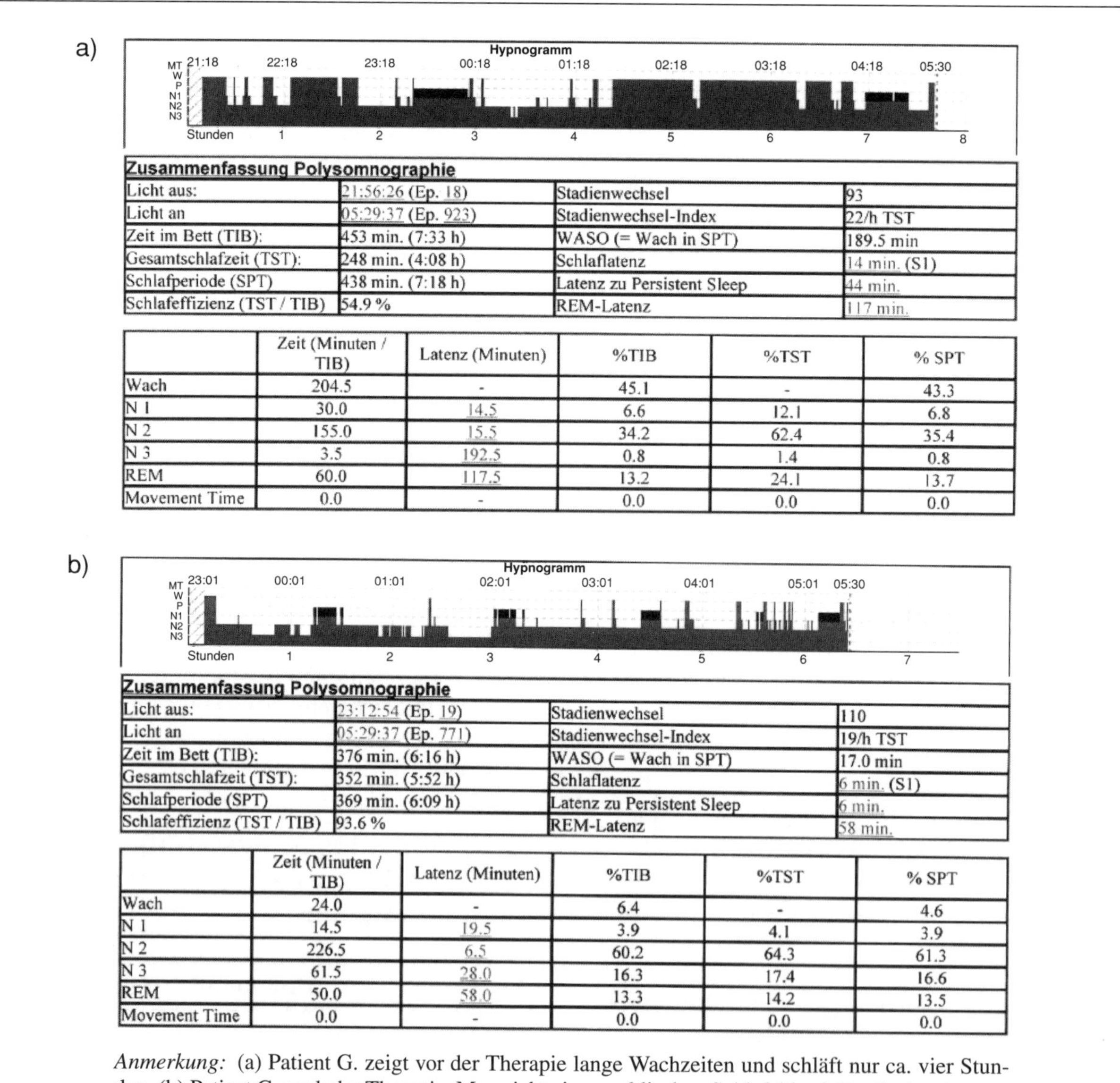

Zusammenfassung Polysomnographie

Licht aus:	21:56:26 (Ep. 18)	Stadienwechsel	93
Licht an	05:29:37 (Ep. 923)	Stadienwechsel-Index	22/h TST
Zeit im Bett (TIB):	453 min. (7:33 h)	WASO (= Wach in SPT)	189.5 min
Gesamtschlafzeit (TST):	248 min. (4:08 h)	Schlaflatenz	14 min. (S1)
Schlafperiode (SPT)	438 min. (7:18 h)	Latenz zu Persistent Sleep	44 min.
Schlafeffizienz (TST / TIB)	54.9 %	REM-Latenz	117 min.

	Zeit (Minuten / TIB)	Latenz (Minuten)	%TIB	%TST	% SPT
Wach	204.5	-	45.1	-	43.3
N 1	30.0	14.5	6.6	12.1	6.8
N 2	155.0	15.5	34.2	62.4	35.4
N 3	3.5	192.5	0.8	1.4	0.8
REM	60.0	117.5	13.2	24.1	13.7
Movement Time	0.0	-	0.0	0.0	0.0

Zusammenfassung Polysomnographie

Licht aus:	23:12:54 (Ep. 19)	Stadienwechsel	110
Licht an	05:29:37 (Ep. 771)	Stadienwechsel-Index	19/h TST
Zeit im Bett (TIB):	376 min. (6:16 h)	WASO (= Wach in SPT)	17.0 min
Gesamtschlafzeit (TST):	352 min. (5:52 h)	Schlaflatenz	6 min. (S1)
Schlafperiode (SPT)	369 min. (6:09 h)	Latenz zu Persistent Sleep	6 min.
Schlafeffizienz (TST / TIB)	93.6 %	REM-Latenz	58 min.

	Zeit (Minuten / TIB)	Latenz (Minuten)	%TIB	%TST	% SPT
Wach	24.0	-	6.4	-	4.6
N 1	14.5	19.5	3.9	4.1	3.9
N 2	226.5	6.5	60.2	64.3	61.3
N 3	61.5	28.0	16.3	17.4	16.6
REM	50.0	58.0	13.3	14.2	13.5
Movement Time	0.0	-	0.0	0.0	0.0

Anmerkung: (a) Patient G. zeigt vor der Therapie lange Wachzeiten und schläft nur ca. vier Stunden. (b) Patient G. nach der Therapie. Man sieht einen zyklischen Schlafablauf. Der Patient kommt auf eine Schlafzeit von knapp 6 Stunden und zeigt eine gute Schlafkontinuität.

Abbildung 26: Schlafprofile von Patient G. vor und nach der Therapie

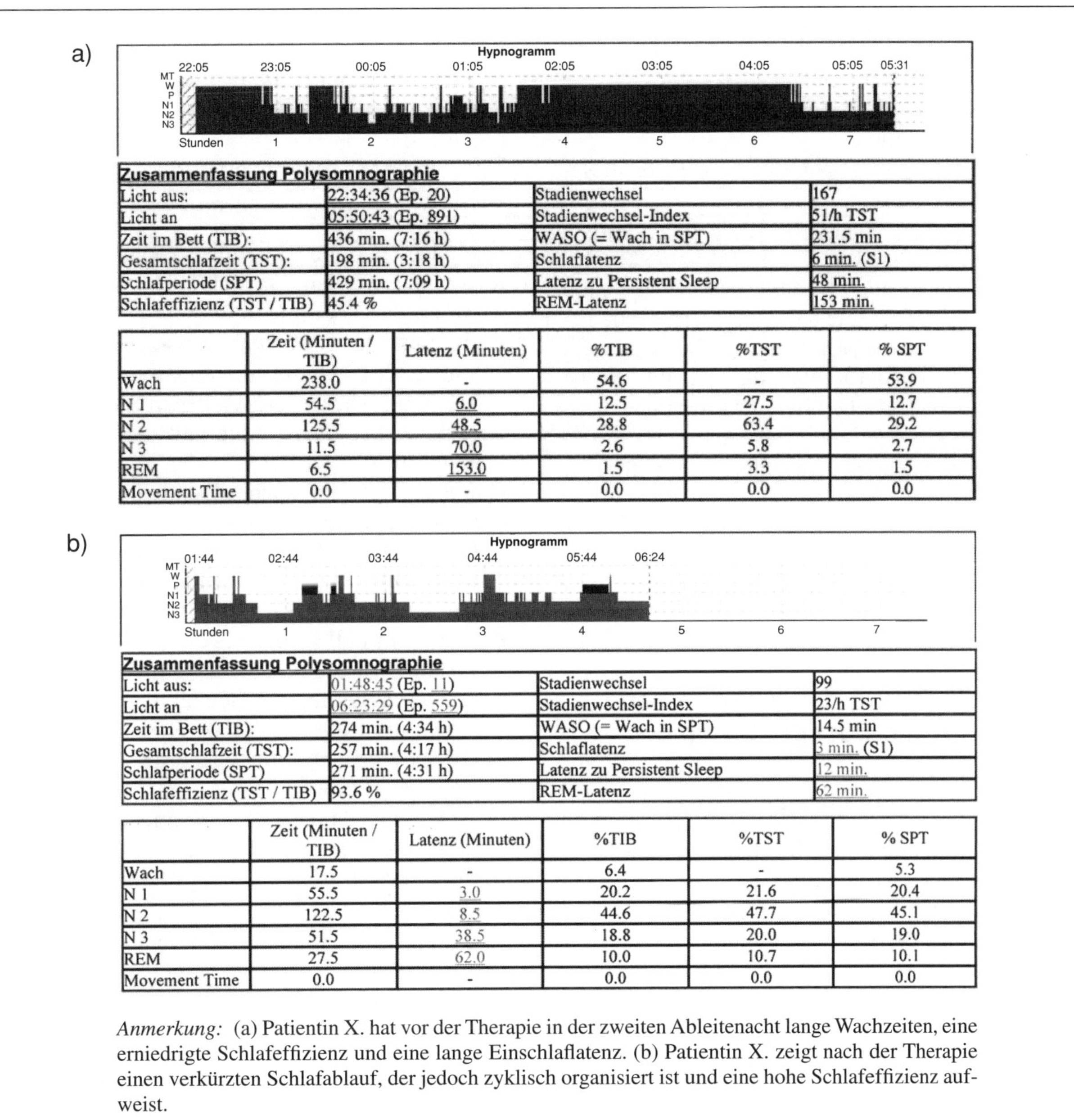

Zusammenfassung Polysomnographie			
Licht aus:	22:34:36 (Ep. 20)	Stadienwechsel	167
Licht an	05:50:43 (Ep. 891)	Stadienwechsel-Index	51/h TST
Zeit im Bett (TIB):	436 min. (7:16 h)	WASO (= Wach in SPT)	231.5 min
Gesamtschlafzeit (TST):	198 min. (3:18 h)	Schlaflatenz	6 min. (S1)
Schlafperiode (SPT)	429 min. (7:09 h)	Latenz zu Persistent Sleep	48 min.
Schlafeffizienz (TST / TIB)	45.4 %	REM-Latenz	153 min.

	Zeit (Minuten / TIB)	Latenz (Minuten)	%TIB	%TST	% SPT
Wach	238.0	-	54.6	-	53.9
N 1	54.5	6.0	12.5	27.5	12.7
N 2	125.5	48.5	28.8	63.4	29.2
N 3	11.5	70.0	2.6	5.8	2.7
REM	6.5	153.0	1.5	3.3	1.5
Movement Time	0.0	-	0.0	0.0	0.0

Zusammenfassung Polysomnographie			
Licht aus:	01:48:45 (Ep. 11)	Stadienwechsel	99
Licht an	06:23:29 (Ep. 559)	Stadienwechsel-Index	23/h TST
Zeit im Bett (TIB):	274 min. (4:34 h)	WASO (= Wach in SPT)	14.5 min
Gesamtschlafzeit (TST):	257 min. (4:17 h)	Schlaflatenz	3 min. (S1)
Schlafperiode (SPT)	271 min. (4:31 h)	Latenz zu Persistent Sleep	12 min.
Schlafeffizienz (TST / TIB)	93.6 %	REM-Latenz	62 min.

	Zeit (Minuten / TIB)	Latenz (Minuten)	%TIB	%TST	% SPT
Wach	17.5	-	6.4	-	5.3
N 1	55.5	3.0	20.2	21.6	20.4
N 2	122.5	8.5	44.6	47.7	45.1
N 3	51.5	38.5	18.8	20.0	19.0
REM	27.5	62.0	10.0	10.7	10.1
Movement Time	0.0	-	0.0	0.0	0.0

Anmerkung: (a) Patientin X. hat vor der Therapie in der zweiten Ableitenacht lange Wachzeiten, eine erniedrigte Schlafeffizienz und eine lange Einschlaflatenz. (b) Patientin X. zeigt nach der Therapie einen verkürzten Schlafablauf, der jedoch zyklisch organisiert ist und eine hohe Schlafeffizienz aufweist.

Abbildung 27: Schlafprofile von Patientin X. vor und nach der Therapie

Sie sehen, dass Ihr Schlaf besser geworden ist, Sie schlafen schneller ein und zeigen weniger Wachzeiten. Der Aufbau des Schlafdrucks hat sich also bewährt, obwohl Sie Ihre Medikamente abgesetzt haben.

Es sollte den Patienten jedoch auch klar gemacht werden, dass der Heilungsverlauf Schwankungen unterworfen ist. Die Schlafkontinuität konsolidiert sich langsam und gute und schlechte Nächte werden sich abwechseln. Bei der Abschlusspolysomnographie sollten auf jeden Fall auch die verkürzten neuen Bettzeiten eingehalten werden.

Falls sich keine Verbesserungen in der Polysomnographie-Nacht zeigen, kann dies folgende Gründe haben (siehe auch Kap. 6.6):

- Der Patient hat in der Nacht zuvor besser geschlafen. Besonders in den ersten zwei Wochen der Bettzeitenrestriktion sind die guten Nächte eher rar, da sich der Körper umstellt. Wenn Patienten eine gute Nacht haben, schlafen sie erfahrungsgemäß in der darauffolgenden Nacht auch während der Therapiezeit schlechter. Dies sollte den Patienten auch als normal vermittelt werden (siehe Kap. 5.14).

- Der Patient hat sich in der PSG-Nacht durch etwas gestört gefühlt.
- Der Patient benötigt noch Zeit zur Konsolidierung des Schlafes.
- Die Bettzeitenrestriktion wurde nicht konsequent eingehalten.
- Der Patient ist noch zu angespannt. Dies kann am Ende der Therapie durch eine ängstliche Erwartung vor der Entlassung mit bedingt sein. Viele Patienten befürchten, dass sie die Erfolge nicht in den häuslichen Bereich übertragen können.
- Der Patient hat noch eine andere Schlafstörung.

Falls sich keine Verbesserung des objektiven Schlafes zeigt, sollten die genannten Gründe in Erwägung gezogen und mit den Patienten besprochen werden.

5.14 Fortführung der Maßnahmen und Abschlussgespräch

Übersicht:

- Transfer der gelernten Methoden in den Alltag nach der Klinikentlassung.
- Fortführung der Bettenrestriktion.
- Einbettung der Entspannung in den Alltag.
- Konsequenzen der Einstellungsänderung bezüglich der Schlafstörung.

Material:

- Merkblatt: Fortführung der Bettzeitenrestriktion nach Beendigung der Therapie (vgl. Vorlage auf der CD-ROM)
- Tafel/Flipchart

Die Fortführung der Maßnahmen, insbesondere der Bettzeitenrestriktion (BZR) nach Entlassung soll am Ende der Therapie in einer Gruppensitzung besprochen werden. Ziel ist es, den Patienten den Transfer der gelernten Methoden in den Alltag zu ermöglichen. Dazu gehören neben der Fortführung der BZR auch die Einbettung der Entspannung in den Alltag sowie die Konsequenzen der Einstellungsänderung bezüglich der Schlafstörung.

Zunächst sollten die Erfahrungen mit der BZR besprochen werden. Gibt es noch Probleme bei der Durchführung? Sind bestimmte Aspekte noch unklar? Die Erprobung der BZR unter stationären Bedingungen während der Therapie hat vor allem den Sinn, dass die richtige Durchführung der BZR und der anderen Maßnahmen klar ist. Es ist wichtig, dass die Patienten genau wissen, wie die Maßnahmen durchgeführt werden, bevor sie entlassen werden.

Nach der Therapie sollte die BZR auch weiterhin fortgeführt werden. Da sich in der Regel bereits während der Therapie erste gute Nächte zeigen, sind die meisten Patienten zuversichtlich, die Maßnahme auch zu Hause fortführen zu können. Die während der Therapie festgelegten Bettzeiten sollten zunächst zur Konsolidierung noch eine Woche beibehalten werden. Eine Verlängerung der Maßnahme erfolgt dann nach folgendem Regelkatalog (vgl. auch Merkblatt auf der CD-ROM):

- Die Bettzeiten können dann verlängert werden, wenn sich trotz ausreichender Schlafdauer und guten Schlafes noch Müdigkeit zeigt.
- In diesem Fall sollten sie dann um 15 Minuten verlängert werden.
- Die Verlängerung der Bettzeiten sollte in Richtung einer früheren Zubettgehzeit erfolgen.
- Dieses Vorgehen sollte wiederum drei Tage eingehalten werden.
- Wenn diese längere Bettzeit mit Schlaf ausgefüllt werden kann und immer noch ausgeprägte Müdigkeit besteht, kann die Bettzeit nochmals ausgeweitet werden.
- Die Patienten können sich so Schritt für Schritt an ihre optimale Bettzeit herantasten. Optimale Bettzeit bedeutet hier, dass sie mit Schlaf durchgehend ausgefüllt werden kann.

Die Patienten sollen also lernen, ihre Bettzeit individuell ihrem wirklichen Schlafbedürfnis anzupassen und die Variation der Liegedauer zur Verbesserung der Schlafqualität zu nutzen. Die weitere Einhaltung der BZR hat den Sinn, dem Patienten die Erfahrung zu vermitteln, dass er die eigene Schlafqualität effektiv verbessern kann. Die BZR ist also das Vehikel, welches dem Patienten das Vertrauen in den Schlaf zurückgibt. Wenn dieses grundlegende Vertrauen in den Schlaf wieder vorhanden ist, können die Bettzeiten natürlich wieder beliebig gestaltet werden.

Merke:

Das Ziel der Therapie ist also erreicht, wenn der Patient keine Angst mehr vor der Schlaflosigkeit hat.

Ein weiterer wichtiger Punkt ist die Entspannung. Hier sollte den Patienten nochmals der Zusammenhang zwischen Entspannung, Schlafbereitschaft und Müdigkeit deutlich gemacht werden (vgl. Kapitel 5.11). Die Patienten sollten dazu angehalten werden, ihre Entspannung weiterhin regelmäßig zu üben. Dabei gelten folgende Grundsätze:

Tipps für die richtige Anwendung von Entspannung:

- Lieber häufiger und kurze Entspannungsübungen durchführen als lange und wenige. Ein paar Minuten täglich sind ausreichend.
- Entspannung findet auf verschiedenen Ebenen statt (körperliche und geistige Ebene, vgl. Kapitel 5.11).
- Entspannung sollte nicht im Bett eingeübt werden.

Schließlich sollte noch erfragt werden, inwieweit sich durch die Therapie die Einstellung zum Schlaf, zum Verhalten um den Schlaf herum und zur Alltagsgestaltung geändert hat. Eventuell ist auch ein Bewusstsein dafür entstanden, dass eigenen Belastungsgrenzen vor der Therapie überschritten wurden und das dies systematisch durch Einstellungen, wie („Ich muss dafür sorgen, dass alles läuft") aufrechterhalten wurde.

Th.: Es wurde auch über Dinge gesprochen, die über den Schlaf hinaus gehen. Dies betrifft die Alltagsgestaltung und das Thema Verantwortung und Perfektionismus. Vielleicht haben Sie gemerkt, dass sich der Schlaf nicht nur mit den Bettzeiten ändern lässt, sondern sich auch Verhaltensweisen am Tag ändern müssen. Schließlich ist die Nacht der Spiegel des Tages.

Wie hat sich Ihr Denken bezüglich des Schlafes verändert? Was nehmen Sie mit?

Es empfiehlt sich, den Teilnehmern die Möglichkeit zu geben, auch nach der Entlassung telefonisch Fragen stellen zu können. Diese „Hotline" wird unserer Erfahrung nach zwar eher selten in Anspruch genommen, ist aber eine wertvolle psychische Stütze für die Patienten.

Weiterhin ist es sinnvoll, den Teilnehmern zu empfehlen, das Schlafprotokoll zunächst zur eigenen Kontrolle noch einige Zeit fortzuführen.

Die Patienten sollten mit dem Gefühl entlassen werden, dass Schlaf kein Problem mehr darstellt. Sie sollten nach den zwei intensiven Wochen

- alles über die Grundlagen der Schlafhomöostase gelernt haben,
- wissen wie man Schlafdruck effektiv aufbaut,
- welche Bedeutung psychische und körperliche Entspannung für den Schlaf hat und
- sich selbst kritisch bezüglich Überforderungen im Alltag hinterfragt haben.

Erfahrungsgemäß ist der Lernprozess während der Therapie besonders intensiv, da er in eine Gruppenerfahrung eingebettet ist. Nicht selten halten Gruppenmitglieder nach Entlassung auch weiter Kontakt und fast immer berichten die Patienten am Ende der Therapie, dass diese ihre Einstellung nicht nur zum Schlaf verändert hat.

Kapitel 6

Umgang mit problematischen Therapiesituationen

Die therapeutische Realität lässt sich nicht immer mit dem modellhaft dargestellten Vorgehen in Manualen zusammenbringen. Häufig müssen die therapeutischen Interventionen für den Patienten individuell angepasst, Widerstände überwunden und der Patient motiviert werden. Den typischen Insomniepatienten gibt es selten. Die meisten Patienten erfüllen zwar die Kriterien einer psychophysiologischen Insomnie, haben jedoch entweder komorbide Störungen oder eine lange Patientenkarriere, die sie demotiviert. Besonders schwierig ist die Überlappung mit psychischen Störungen, wie z. B. Persönlichkeitsstörungen und Depressionen. Aber nicht nur die Psychopathologie der Patienten kann problematisch werden, auch die strukturellen Gegebenheiten, wie z. B. Zweitbettzimmer oder der nächtliche Durchgang des Pflegepersonals, kann Problemsituationen schaffen. Im Folgenden werden typische Problemsituationen beschrieben, die sich während der Entwicklungs- und Durchführungsphase des Manuals häufiger ergeben haben.

6.1 Depression

Beispiel:

Frau N. hat seit Jahren Schlafstörungen, fühlt sich nicht mehr leistungsfähig und hat Konzentrationsstörungen. Sie hat ausgeprägte Versagensängste in ihrem Beruf als Arzthelferin und befürchtet, ihren Job nicht mehr ausüben zu können. Sie zeigt bei der Aufnahme ein sehr klagsames und nervös-ängstliches Bild. Die Schlafstörungen stehen im Mittelpunkt ihrer Beschwerden und werden als Grund aller Symptome präsentiert: Sie sei mit 50 mg Doxepin behandelt worden und habe dadurch eine leichte Besserung, aber keine wirkliche Hilfe erfahren. Sie leide vor allem unter Früherwachen und könne dann nicht mehr einschlafen.

Fälle wie Frau N. sind relativ häufig. Die Patienten kommen in der Regel bereits mit einer sedierenden antidepressiven Medikation zur Therapie. Die Differenzierung zwischen einer Depression und einer psychophysiologischen Insomnie kann schwierig werden, wenn die Patienten häufig schon seit Jahren in psychiatrischer Behandlung sind oder bereits einen längeren Aufenthalt in einer psychosomatischen Klinik hinter sich haben. Der Vorteil des in diesem Manual vorgestellten stationären Programms ist, dass während der 14-tägigen Therapie die Möglichkeit zur Differenzialdiagnostik und Behandlung solcher Langzeitpatienten besteht, die bisher weder bezüglich ihrer Depression noch ihrer Schlafstörungen Verbesserungen erfahren haben und abgeklärt sind.

Wir haben die Erfahrung gemacht, dass einige Insomniepatienten, die zunächst typisch depressiv wirkten, sich im Laufe der Therapie durch die ersten Erfolgserlebnisse psychopathologisch deutlich verbesserten. Es empfiehlt sich, den Patienten bereits zu Beginn der Therapie einen Selbsteinschätzungsfragebogen für Depressionen ausfüllen zu lassen. Insomniepatienten haben in der Regel eher moderate Depressionswerte.

Die Polysomnographie ist bezüglich der Differenzialdiagnostik wenig aufschlussreich. In unserer Studie zeigte sich kein Zusammenhang zwischen dem Beck-Depressions-Inventar (also der depressiven Selbsteinschätzung), und den Werten in der Polysomnographie. Folgende Beobachtungen können hingegen bei der Differenzialdiagnostik hilfreich sein.

- Depressive Patienten fallen spätestens in den Einheiten zur Psychoedukation über die Schlafstörungen auf. Sie finden das Teufelskreis-Modell häufig nicht passend und auf sie zutreffend und geben andere Gründe für ihren gestörten Schlaf an.
- Depressive Patienten sind innerhalb der Gruppe auffällig, sie kapseln sich oft ab und meiden soziale Unternehmungen.
- Schließlich zeigt sich bei depressiven Patienten keine Verbesserung der Tagesbefindlichkeit. Während die Stimmung der Patienten mit PPI mit der Qualität der Nächte zusammenhängt, bleibt die Stimmung und der Antrieb bei Depressiven meist reduziert, selbst nach guten Nächten.
- Bei Depressiven zeigt sich häufig ein Früherwachen.

Erfahrungsgemäß ist am Ende der zweiwöchigen intensiven Behandlungs- und Beobachtungsphase eine eindeutige Diagnosestellung möglich.

Zu Beginn der Therapie sollte allen Patienten erklärt werden, dass eine Depression eine mögliche Ursache des gestörten Schlafes sein könnte und dass während der Therapie auf entsprechende Symptome geachtet wird. Die Aufklärung über eine etwaige Diagnose sollte im Einzelgespräch erfolgen. Bei Bedarf kann eine antidepressive Therapie eingeleitet werden, die parallel zur Insomnietherapie begonnen werden kann. Mit Ausnahme sehr schwerer depressiver Krankheitsbilder empfiehlt sich eine weitere Teilnahme an der Gruppetherapie.

6.2 Vorbehandlung

Beispiel:

Ich habe bereits alles wegen der Schlafstörungen probiert. Ich habe auch schon mal die Bettzeiten reduziert, das hat nur vorübergehend geholfen.

Diese und vergleichbare Aussagen sind natürlich der Schreck eines jeden Gruppentherapeuten, kommen aber mittlerweile relativ oft vor. Verhaltenstherapeutische Module sind medial sehr verbreitet. Die meisten Patienten haben bereits von Ratschlägen, wie z. B. das Bett nur zum Schlafen zu benutzen oder die Bettzeiten zu verkürzen, gehört. Viele Patienten haben dadurch auch schon erste Erfolgserlebnisse gehabt, aber keine langfristig anhaltenden Verbesserungen erlebt. Es kann also in den Gruppensitzungen passieren, dass Sie als Therapeut mit „Kenn ich schon, bringt nix"-Äußerungen konfrontiert werden, sobald Sie diese „altbekannten" Methoden vorstellen wollen.

Wichtig ist, dass die Teilnehmer, die bereits „alles probiert haben", nicht zum Negativ-Modell für die anderen Teilnehmer werden. Die Therapeuten sollten versuchen, relativ rasch die Kritik zu entschärfen.

Wenn Sie die Methode schon ausprobiert haben und sie nichts gebracht hat, heißt das logischerweise nicht, dass die Methode selbst sinnlos ist. Aber vielleicht berichten Sie einmal, wo die Probleme lagen.

Mit folgenden Argumenten könnte beispielsweise auf die Kritik eingegangen werden:

- Die verhaltenstherapeutische Behandlung von Schlafstörungen ist eine komplizierte Angelegenheit, die auf mehreren Pfeilern steht. Wenn die Insomnie durch einfache Ratschläge so gut zu behandeln wäre, gäbe es nicht so viele Betroffene. Auch wenn Dinge bereits mit einigem Erfolg ausprobiert wurden, sind sie nur ein Teil des Gesamtkonzeptes. Es geht in dieser Therapie darum, sowohl das Verhalten als auch die Einstellung zum Schlaf zu verändern.
- Die klinische Erfahrung zeigt, dass Patienten, auch wenn sie zu Beginn einer Maßnahme alles „verstanden" haben, immer wieder Probleme mit der Durchführung einer Methode haben. Dies zeigt sich insbesondere bei der Bettzeitenrestriktion oder der Stimuluskontrolle. Auch deshalb wurde diese stationäre Gruppenform entwickelt.
- Auch wenn beispielsweise eine Nahrungsumstellung beim ersten Mal nicht zum erwünschten Erfolg geführt hat, heißt dies nicht, dass sie grundsätzlich nicht wirksam ist. Man sollte wertvollen Methoden immer eine zweite Chance geben.

6.3 Zweibettzimmer

Insomniepatienten sind in der Regel bemüht, ihre Schlafumgebung schlafhygienisch zu „optimieren", das bedeutet, sie möglichst frei von Störfaktoren zu halten. Dies kann sich darin äußern, dass die Zimmer immer auf eine bestimmte Art abgedunkelt oder gelüftet werden. Einige Patienten gehen sogar so weit, dass sie auf die Ausrichtung des Bettes achten oder elektronische Gegenstände aus dem Schlafzimmer entfernen, da sie Angst vor elektromagnetischen Wellen haben. Viele schlafen aufgrund der Schnarchgeräusche getrennt von ihrem Partner.

Beispiel:

Frau L. fühlt sich durch jedes Geräusch in ihrer Schlafumgebung gestört. Früher hatte sie selbst das Atmen ihrer Kinder gestört, wenn diese zu den Eltern nachts ins Bett gekommen sind. Das Schnarchen ihres Mannes führte dazu, dass sie getrennte Schlafzimmer haben. Sie leidet zwar darunter, ihr Schlaf ist ihr jedoch wichtiger. Durch die Abschottung hat sich die Schlafstörung zwar nicht grundlegend gebessert, sie hat jedoch das Gefühl, dass sie zumindest nicht schlechter geworden ist.

Wenn diese Patienten dann zu Beginn der stationären Therapie mit der Tatsache konfrontiert werden, dass sie in einem Zweibettzimmer mit einer fremden Person schlafen müssen, reagieren sie meistens ängstlich. So kommt es nach den ersten gemeinsamen Nächten häufiger zu ersten Beschwerden.

Beispiel:

Frau L. hat rasch bemerkt, dass ihre Zimmernachbarin fürchterlich schnarcht. Sie hat deswegen die Nacht mehr oder weniger im Badezimmer der Station verbracht. Sie sieht für sich keinen Ausweg, wie sie unter dieser Bedingung lernen soll, zu schlafen. Ihre Zimmernachbarin ihrerseits ist gekränkt und fühlt sich schuldig. Beide drängen auf einen Wechsel der Zimmernachbarinnen.

Hier beginnt ein ganz entscheidender Teil der Therapie, nämlich eine Art Reizkonfrontation. Die Patienten sollten genau an dieser Stelle lernen, dass sie unter jeder (zumutbaren) Bedingung schlafen können. Wenn dieses Zutrauen gewonnen wurde, haben sie schon einen wichtigen Teil ihrer Angst überwunden. Dies sollte unbedingt so vermittelt werden.

Die Erfahrung zeigt auch, dass diejenigen Patienten, die anfangs die meiste Angst und das größte Misstrauen zeigen, in der Regel am Ende am meisten profitieren.

Vorgehen: Es empfiehlt sich zunächst, die Beschwerden und Ängste der Patienten genau anzuhören und zu verstehen. Vor allem sollte geprüft werden, ob sich hinter dem „Schnarchen“ des Zimmernachbarn nicht doch ein Ressentiment gegen die Person versteckt. Den Patienten sollte verdeutlicht werden, dass das Ziel der Therapie genau darin besteht, unabhängig von äußeren Gegebenheiten in den Schlaf zu finden und dies sogar unter schwierigen Bedingungen gelernt werden kann. Viele Patienten glauben, dass die Schlaftherapie eine Art „Wohlfühloase“ sei. Diese Einschätzung sollte unbedingt korrigiert werden. Es kann auch darauf hingewiesen werden, dass sich diese Form der Therapie auch gerade wegen der ungewöhnlichen Schlafbedingungen bewährt hat.

Wir wissen, wie schwierig diese Situation für Sie ist, aber diese Schwierigkeit ist Teil der Therapie. Ich lade Sie dazu ein, sich darauf einzulassen, mit dem Vertrauen, dass es schon anderen vor Ihnen geholfen hat.

6.4 Angst vor der Medikamentenreduktion

Die Motivation zur Medikamentenreduktion oder zum Absetzen der Hypnotika ist normalerweise sehr groß. Viele Patienten kommen in die Therapie, weil sie ihre Schlafmittel „loswerden“ wollen. Wenn es dann jedoch soweit ist, können sich starke Widerstände aufbauen, die den Betroffenen nicht immer bewusst sind. Es kommt vor, dass Patienten plötzlich starke Bedenken haben, es „zu schaffen“.

Beispiel:

Frau R. nimmt seit über 20 Jahren Hypnotika. Sie kann sich an keine Nacht erinnern, in der sie die Tabletten einmal nicht genommen hatte. Bei jeder Reise achtet sie peinlich genau darauf, die Tabletten dabei zu haben. Obwohl sie die Therapie aufgrund ihrer Hypnotikaeinnahme aufgesucht hat, bauen sich im Vorfeld der ersten Nacht ohne Schlafmittel starke Ängste auf. Sie weint während der Besprechung und schämt sich, weil sie „so feige“ ist.

Woher kommen diese Ängste? Die Patienten sind sich darüber bewusst, dass das Absetzen der Medikamente medizinisch gesehen unbedenklich ist. Der Grund für die Widerstände liegt in der Grunderkrankung selbst. Die PPI ist eine Störung, die vor allem durch die Angst vor der Schlaflosigkeit und dem Kontrollverlust über den Schlaf/Körper aufrechterhalten wird. Die Erfahrung einer schlaflosen Nacht, die mit dem Absetzen der Medikamente antizipiert wird, ist für Menschen, die unter keiner Insomnie leiden, allenfalls unangenehm, aber nicht wirklich beängstigend. Bei Insomniepatienten entsteht in dieser Situation jedoch die Angst, Dinge irreversibel zu verschlechtern. Sie fürchten also nicht diese eine schlaflose Nacht, von diesen haben sie ja unfreiwillig schon viel hinter sich gebracht, sondern sie fürchten sich davor, den letzten stabilisierenden Faktor, nämlich das Medikament, abzugeben und dann „endgültig abzustürzen“. Es handelt es sich hier um irrationale

Befürchtungen, die die Patienten häufig so auch nicht verbalisieren können. Daher ist es wichtig, die Patienten auf die irrationalen Befürchtungen hinzuweisen und Lösungen anzubieten:

Vorgehen bei Widerständen:

Erklären Sie dem Patienten, dass
- diese Widerstände völlig normal sind und dass Sie bereits Erfahrung damit haben,
- auch bei einer oder bei mehreren schlechten Nächten nichts passieren kann.
- Machen Sie bei Bedarf gleich einen Plan, was der Patient alles tun könnte, wenn er nicht schlafen kann.
- Bieten Sie ihm vor allem an, nachts mit dem Pflegepersonal reden zu können.
- Vereinbaren Sie gleich in der früh ein kurzes Gespräch mit ihm.

6.5 Abendliche Schläfrigkeit

Immer mehr Insomniepatienten haben bereits von der Bettzeitenrestriktion gehört, oder den Tipp bekommen, nicht zu früh ins Bett zu gehen. Auch wenn die Motivation groß ist, diese Regel umzusetzen, scheitern die meisten an der abendlichen Müdigkeit. Aber auch hier verbirgt sich oft eine unausgesprochene Angst dahinter.

Beispiel:

Frau N. weiß, dass sie nicht zu früh ins Bett gehen darf. Allerdings bemerkt sie regelmäßig gegen 21.30 Uhr eine bleierne Müdigkeit. Sie sitzt auf dem Sofa, schaut TV oder versucht, zu lesen, und schafft es kaum, sich wachzuhalten. Sie schlafe in dieser Situation oft ein. Sie versuche dann, auch rasch ins Bett zu kommen, um die Schläfrigkeit „auszunutzen". Sie habe schon bemerkt, dass wenn sie später ins Bett gehe und vorher die Müdigkeit überwinde, sie „die ganze Nacht nicht schlafen" könne. Auch aus diesem Grunde wolle sie nicht später ins Bett gehen.

Die Müdigkeit plagt die meisten Patienten in der Gruppe spätestens ab dem vierten Tag. Meist trifft es die „Frühaufsteher" unter den Patienten. Bei diesen Patienten empfiehlt es sich, die Bettzeiten etwas nach vorne zu verlagern, z. B. soll statt von 24.00 Uhr bis 6.00 Uhr von 23.00 Uhr bis 5.00 Uhr geschlafen werden.

Das folgende Vorgehen hat sich bewährt:
- Verdeutlichen Sie den Patienten noch einmal die Wichtigkeit der Bettzeitenrestriktion.
- Kontrollierte Abendaktivitäten fördern die Wachheit.
- Eine spätere Einnahme des Abendessens verkürzt den Abend.
- Es sollte nochmals auf Wach- und Müdemacher hingewiesen werden (vgl. Kapitel 5.8).

6.6 Wenn der Schlaf nicht besser wird

Innerhalb der Gruppe werden häufig Vergleiche bezüglich der „Erfolge" vorgenommen. Es gibt Patienten, die rasch erste gute Nächte erleben und dies dann stolz in den Gruppensitzungen berichten. Es gibt aber auch Patienten, bei denen sich scheinbar nichts tut. Diese reagieren mit Frustration, was natürlich für den weiteren Therapieverlauf nicht positiv ist. Wenn der Schlaf sich in den zwei Wochen nicht bessert, sollte an Folgendes gedacht werden:
- Besteht evtl. eine Schlafwahrnehmungsstörung? Für die Einschätzung sollten nochmals die subjektiven Einschätzungen der ersten zwei Nächte herangezogen werden.
- Hält sich der Patient genau an die Bettzeitenrestriktion? Kommt ungewolltes Einschlafen im Vorfeld der Bettzeit vor?
- Wurden beim Patienten die Hypnotika abgesetzt?
- Besteht evtl. doch eine unerkannte organische Schlafstörung?
- Besteht eine Depression?

Es kommt sehr selten vor, dass sich Patienten streng an die Vorgaben halten und trotzdem während der Therapie kaum eine Besserung auftritt. Dies führt wie oben bereits angedeutet zu einer Erhöhung der Anspannung und in der Folge stagniert der Besserungsprozess. Einige Patienten neigen dazu, negativ zu generalisieren und positive kleine Fortschritte zu übersehen. Es ist dann hilfreich, den aktuellen Schlaf genauer zu explorieren; z. B., ob die Einschlaflatenz oder die nächtliche Wachzeit sich eventuell verbessert haben? Es sollte darauf hingewiesen werden, dass der Körper nach so langer Zeit der Schlafstörung unter Umständen seine Zeit braucht, um besser zu schlafen und noch länger wenn Medikamente abgesetzt worden sind. Man sollte in diesem Fall die Patienten beruhigen und darauf hinweisen, dass die Besserung in jeden Fall noch eintreten wird, dass allerdings der Heilungsprozess unterschiedlich lang sein kann.

6.7 Schichtarbeit

Beispiel:

Herr X. hält sich erfolgreich an die Therapiemaßnahmen, betont aber immer wieder, dass er dies nicht mit seinen Schichtarbeitsplan in Einklang bringen kann.

Schichtarbeit muss nicht zu Schlafstörungen führen. Gestörter Schlaf bei Schichtarbeit kann seine Gründe in einem Fehlverhalten haben, z.B. vorschlafen zu wollen. Bei Schichtarbeit sollte mit dem Patienten ein individuelles Schlafschema erarbeitet werden. Hier kann unter Umständen ein biphasisches Schlafmuster erfolgreich sein. Die Patienten sollten beachten, dass sie nach der Spätschicht nicht sofort ins Bett gehen, sondern zunächst einmal „runterkommen“. Sie sollte dann eine Schlafzeit von ca. 6,5 Stunden einhalten. Vor oder während der Nachtschicht kann ein Powernap eingelegt werden.

6.8 Ich habe keine Probleme, bei mir ist alles in Ordnung

Einige Patienten vertreten die ersten Tage während der Therapie die Meinung, dass sie abgesehen von den Schlafproblemen keinerlei Probleme haben. Die Erfahrung zeigt, dass im Laufe der Therapie meist von alleine von Problemen oder Krisen erzählt wird. Wichtig ist hier, dem Patienten Zeit zu lassen und sich zunächst auf den Schlaf zu konzentrieren. Bei Bedarf sollte eine weiterführende Psychotherapie empfohlen werden.

Beispiel:

Frau K. erzählt, dass eigentlich alles ideal in ihrer Familie sei. Sie habe einen netten Mann, Kinder, die regelmäßig vorbeikommen und nette Enkelkinder. Finanziell seien sie gut gestellt. Sie sei ansonsten gesund, ihr Mann auch. Erst am Ende der Therapie berichtet sie davon, dass sie sich durch die Betreuung ihrer drei Enkelkinder überfordert fühlt. Sie erzählt dann, dass sie jeden Tag für ihre Schwiegertöchter samt Enkel kocht und diese anschließend auch noch betreut. Sie habe dadurch kaum Zeit für sich. Bis jetzt hatte sie Angst, diese Aufgabe abzugeben, weil sie dann das Gefühl hätte, nicht zu helfen.

6.9 An den bzw. die Therapeutin

Wenn Probleme auftauchen, sollten Sie sich als Therapeut nicht zu sehr unter Druck setzen lassen. Die Wirksamkeit der Therapie ist in dieser und in anderen Formen bereits gut überprüft worden. Wichtig sind folgende Punkte:

- Die Therapie hilft! Dieser einfache Satz ist so wahr wie beruhigend. Insomniepatienten können sehr misstrauisch und kritisch sein. Die Überzeugung des Therapeuten bzw. mögliche Zweifel spüren sie sofort. Sie sollten als Therapeut also selbst vom therapeutischen Vorgehen überzeugt sein.
- „Irgendetwas ist immer“. Keine Gruppetherapie verläuft ohne Probleme und oft ist Flexibilität und auch Kreativität gefragt. Dies macht diese Therapie zu einer Herausforderung und auch spannend.
- Man wächst als Therapeut mit jeder Gruppe.

Literatur

American Academy of Sleep Medicine ICSD-2 (2005). *International classification of sleep disorders* (2nd ed.). Diagnostic and coding manual. American Academy of Sleep Medicine, Westchester, Illinois.

Ancoli-Israel, S. & Roth, T. (1999). Characteristics of insomnia in the United States: results of the 1991 National Sleep Foundation Survey. *Sleep, 22* (2), 347–353.

Backhaus, J., Junghanns, K., Broocks, A., Riemann, D. & Hohagen, F. (2002). Test-retest reliability and validity of the Pittsburgh Sleep Quality Index in primary insomnia. *Journal of Psychosomatic Research, 53,* 737–740.

Backhaus, J. & Riemann, D. (1999). *Schlafstörungen.* Göttingen: Hogrefe.

Baglioni, C., Spiegelhalder, K., Lombardo, C. & Riemann, D. (2010). Sleep and emotions: a focus on insomnia. *Sleep Medicine Reviews, 14,* 227–238.

Bastien, C. H., St-Jean, G., Morin, C. M., Turcotte, I. & Carrier, J. (2008). Chronic. Psychophysiological insomnia: hyperarousal and/or inhibition deficits? An ERPs investigation. *Sleep, 31,* 887–898.

Bastien, C. H., Vallieres, A. & Morin, C. M. (2001). Validation of the Insomnia Severity Index as an outcome measure for insomnia research. *Sleep Medicine, 2,* 297–307.

Belanger, L., Savard, J. and Morin, C. M. (2006). Clinical management of insomnia using cognitive therapy. *Behavioral Sleep Medicine, 4,* 179–198.

Bonnet, M. H. & Arand, D. L. (1996). The consequences of a week of insomnia. *Sleep, 19,* 453–461.

Bonnet, M. H. & Moore, S. E. (1982). The threshold of sleep: perception of sleep as a function of time asleep and auditory threshold. *Sleep, 5,* 267–276.

Bootzin, R. R. & Perlis, M. L. (1992). Nonpharmacologic treatments of insomnia. *Journal of Clinical Psychiatry, 53,* 37–41.

Borbély, A. A. (1982). A Tow process model of sleep regulation. *Human Neurobiology, 1,* 195–204.

Borbély, A. (1991). *Das Geheimnis des Schlafs.* Berlin: Ullstein.

Borbély, A. A. & Achermann, P. (1999). Sleep homeostasis and models of sleep regulation. *Journal of Biological Rhythms, 14,* 557–568.

Buysse, D. J., Reynolds, C. F., III, Monk, T. H., Berman, S. R. & Kupfer, D. J. (1989). The Pittsburgh Sleep Quality Index: a new instrument for psychiatric practice and research. *Psychiatry Research, 28,* 193–213.

Carney, C. E. & Edinger, J. D. (2006). Identifying critical beliefs about sleep in primary insomnia. *Sleep, 29,* 342–350.

Carskadon, M. A., Dement, W. C., Mitler, M. M., Guilleminault, C., Zarcone, V. P. & Spiegel, R. (1976). Self-reports versus sleep laboratory findings in 122 drug-free subjects with complaints of chronic insomnia. *The American Journal of Psychiatry, 133,* 1382–1388.

Cervena, K., Dauvilliers, Y., Espa, F., Touchon, J., Matousek, M. et al. (2004). Effect of cognitive behavioural therapy for insomnia on sleep architecture and sleep EEG power spectra in psychophysiological insomnia. *Journal of Sleep Research, 13,* 385–393.

Cronlein, T., Geisler, P., Langguth, B., Eichhammer, P., Jara, C., Pieh, C. et al. (2012). Polysomnography reveals unexpectedly high rates of organic sleep disorders in patients with prediagnosed primary insomnia. *Sleep and Breathing, 16,* 1097–1103.

Cronlein, T., Geisler, P., Zulley, J. & Hajak, G. (2007). Verhaltenstherapeutisches Kurzzeitprogramm bei Insomnien: Zwischenauswertung zur Langzeitevaluation. *Somnologie, Suppl. 1,* 4.

Cronlein, T. & Hajak, G. (2007). Nichtmedikamentöse Verfahren in der Insomniebehandlung. *Pharmazie Unserer Zeit, 36,* 222–225.

Cronlein, T. & Zulley, J. (2011). The Options Available In Cognitive Behavioural Therapy To Reduce The High Rate of Insomnia. *EPMA Journal, 2,* 309–314.

Dinges, D. F., Pack, F., Williams, K., Gillen, K. A., Powell, J. W., Ott, G. E. et al. (1997). Cumulative sleepiness, mood disturbance, and psychomotor vigilance performance decrements during a week of sleep restricted to 4–5 hours per night. *Sleep, 20,* 267–277.

Edinger, J. D., Wohlgemuth, W. K., Radtke, R. A., Marsh, G. R. & Quillian, R. E. (2001a). Cognitive behavioral therapy for treatment of chronic primary insomnia: a randomized controlled trial. *JAMA, 285,* 1856–1864.

Edinger, J. D., Wohlgemuth, W. K., Radtke, R. A., Marsh, G. R. & Quillian, R. E. (2001b). Does cognitive-behavioral insomnia therapy alter dysfunctional beliefs about sleep? *Sleep, 24,* 591–599.

Espie, C. A. (1999). Cognitive behaviour therapy as the treatment of choice for primary insomnia. *Sleep Medicine Reviews, 3,* 97–99.

Espie, C. A. (2009). „Stepped care": a health technology solution for delivering cognitive behavioral therapy as a first line insomnia treatment. *Sleep, 32,* 1549–1558.

Espie, C. A., Broomfield, N. M., MacMahon, K. M., Macphee, L. M. & Taylor, L. M. (2006). The attention-intention-effort pathway in the development of psychophysiologic insomnia: a theoretical review. *Sleep Medicine Review, 10,* 215–245.

Espie, C. A., Inglis, S. J., Tessier, S. & Harvey, L. (2001). The clinical effectiveness of cognitive behaviour therapy for chronic insomnia: implementation and evaluation of a sleep clinic in general medical practice. *Behaviour Research and Therapy, 39,* 45–60.

Ford, D.E. & Kamerow, D.B. (1989). Epidemiologic study of sleep disturbances and psychiatric disorders. An opportunity for prevention? *JAMA, 262,* 1479–1484.

Grandner, M.A., Jackson, N.J., Pak, V.M. & Gehrman, P.R. (2011). Sleep disturbance is associated with cardiovascular and metabolic disorders. *Journal of Sleep Research, 21,* 427–433.

Hajak, G. (1999). Evaluation of severe insomnia in the general population – implications for the management of insomnia: the German perspective. *Journal of Psychopharmacology, 13,* 30.

Hajak, G. (2001). Epidemiology of severe insomnia and its consequences in Germany. *European Archives of Psychiatry and Clinical Neuroscience, 251,* 49–56.

Harvey, A.G. (2001). Insomnia: symptom or diagnosis? *Clinical Psychology Review, 21,* 1037–1059.

Harvey, A.G. (2002). A cognitive model of insomnia. *Behaviour Research and Therapy, 40,* 869–893.

Harvey, L., Inglis, S.J. and Espie, C.A. (2002). Insomniacs' reported use of CBT components and relationship to long-term clinical outcome. *Behaviour Research and Therapy, 40,* 75–83.

Hatoum, H.T., Kania, C.M., Kong, S.X., Wong, J.M. & Mendelson, W.B. (1998). Prevalence of insomnia: a survey of the enrollees at five managed care organizations. AJMC – *American Journal of Managed Care, 4,* 79–86.

Hauri, P.J. & Olmstead, E.M. (1983).What is the moment of sleep onset for insomniacs? *Sleep, 6,* 10–15.

Hauri, P.J. & Olmstead, E.M. (1989). Reverse first night effect in insomnia. *Sleep, 12,* 97–105.

Holl, J. (2011). *Entwicklung eines Schlafwahrnehmungstrainings für Patienten mit psychophysiologischer Insomnie.* Nicht publizierte Diplomarbeit, Universität Regensburg.

Iber, C., Ancoli-Israel, S., Chesson, A., Quan, S., für die American Academy of Sleep Medicine (2007). *Das AASM-Manual zum Scoring von Schlaf und assoziierten Ereignissen: Regeln, Terminologie und technische Spezifikationen.* Berlin: Steinkopff.

Jacobs, E.A., Reynolds, C.F., III, Kupfer, D.J., Lovin, P.A. & Ehrenpreis, A.B. (1988). The role of polysomnography in the differential diagnosis of chronic insomnia. *American Journal of Psychiatry, 145,* 346–349.

Knab, B. & Engel, R.R. (1988). Perception of waking and sleeping: possible implications for the evaluation of insomnia. *Sleep, 11,* 265–272.

Krakow, B., Melendrez, D., Ferreira, E., Clark, J., Warner, T.D., Sisley, B. & Sklar, D. (2001). Prevalence of insomnia symptoms in patients with sleep-disordered breathing. *Chest, 120,* 1923–1929.

Leger, D., Guilleminault, C., Bader, G., Levy, E. & Paillard, M. (2002). Medical and socio-professional impact of insomnia. *Sleep, 25,* 625–629.

Leger, D., Guilleminault, C., Dreyfus, J.P., Delahaye, C. & Paillard, M. (2000). Prevalence of insomnia in a survey of 12,778 adults in France. *Journal of Sleep Research, 9,* 35–42.

Lichstein, K.L., Riedel, B.W., Wilson, N.M., Lester, K.W. & Aguillard, R.N. (2001). Relaxation and sleep compression for late-life insomnia: a placebo-controlled trial. *Journal of Consulting and Clinical Psychology, 69,* 227–239.

Manber, R., Bernert, R.A., Suh, S., Nowakowski, S., Siebern, A.T. & Ong, J.C. (2011). CBT for Insomnia in Patients with High and Low Depressive Symptom Severity: Adherence and Clinical Outcomes. *Journal of Clinical Sleep Medicine, 7,* 645–652.

Morin, C.M. (2004). Cognitive-behavioral approaches to the treatment of insomnia. *Journal of Clinical Psychiatry, 65* (16), 33–40.

Morin, C.M., Blais, F. & Savard, J. (2002). Are changes in beliefs and attitudes about sleep related to sleep improvements in the treatment of insomnia? *Behaviour Research Therapy, 40,* 741–752.

Morin, C.M., Bootzin, R.R., Buysse, D.J., Edinger, J.D., Espie, C.A. & Lichstein, K.L. (2006).Psychological and behavioral treatment of insomnia: update of the recent evidence (1998–2004). *Sleep, 29,* 1398–1414.

Morin, C.M., Culbert, J.P. & Schwartz, S.M. (1994). Nonpharmacological interventions for insomnia: a meta-analysis of treatment efficacy. *American Journal of Psychiatry, 151,* 1172–1180.

Morin, C.M., Gaulier, B., Barry, T. & Kowatch, R.A. (1992). Patients' acceptance of psychological and pharmacological therapies for insomnia. *Sleep, 15,* 302–305.

Morin, C.M., Hauri, P.J., Espie, C.A., Spielman, A.J., Buysse, D.J. & Bootzin, R.R. (1999). Nonpharmacologic treatment of chronic insomnia. An American Academy of Sleep Medicine review. *Sleep, 22,* 1134–1156.

Morin, C.M., Stone, J., Trinkle, D., Mercer, J. & Remsberg, S. (1993). Dysfunctional beliefs and attitudes about sleep among older adults with and without insomnia complaints. *Psychology and Aging, 8,* 463–467.

Morin, C.M., Vallieres, A. & Ivers, H. (2007). Dysfunctional beliefs and attitudes about sleep (DBAS): validation of a brief version (DBAS- 16). *Sleep, 30,* 1547–1554.

Müller, T. & Paterok, B. (2010). *Schlafstraining. Ein Therapiemanual zur Behandlung von Schlafstörungen.* Göttingen: Hogrefe.

Ohayon, M.M. & Roth, T. (2001). What are the contributing factors for insomnia in the general population? *Journal of Psychosomatic Research, 51,* 745–755.

Owens, J. (2008). Classification and epidemiology of childhood sleep disorders. *Primary Care, 35,* 533–546, vii.

Penzel, T., Hajak, G., Hofmann, R.M., Lund, R., Podszus, T., Pollmächer, T. et al. (1993). Empfehlungen zur Durchführung und Auswertung polygraphischer Ableitungen im diagnostischen Schlaflabor. *Zeitschrift für EEG-EMG, 24,* 65–70.

Perlis, M., Aloia, M., Millikan, A., Boehmler, J., Smith, M., Greenblatt, D. et al. (2000).Behavioral treatment of insomnia: a clinical case series study. *Journal of Behaviour Medicine, 23,* 149–161.

Perlis, M. L., Giles, D. E., Mendelson, W. B., Bootzin, R. R. & Wyatt, J. K. (1997). Psychophysiological insomnia: the behavioural model and a neurocognitive perspective. *Journal of Sleep Research, 6,* 179–188.

Pieh, C., Bach, M., Popp, R., Jara, C., Cronlein, T., Hajak, G. et al. (2012). Insomnia symptoms influence CPAP compliance. *Sleep and Breathing, 17,* 99–104.

Rechtschaffen, A. & Kales A. (1968). *Manual of standardized terminology, techniques and scoring system for sleep stages of human subjects.* Washington: Public Health Service.

Riemann, D. (2009). Does effective management of sleep disorders reduce depressive symptoms and the risk of depression? *Drugs, 69* (2), 43–64.

Riemann, D. & Backhaus, J. (1995). Group therapy approaches in primary/psychophysiologic insomnias. *Wiener Medizinische Wochenschrift, 145,* 529–532.

Riemann, D. & Perlis, M. L. (2009). The treatments of chronic insomnia: a review of benzodiazepine receptor agonists and psychological and behavioral therapies. *Sleep Medicine Reviews, 13,* 205–214.

Riemann, D., Spiegelhalder, K., Espie, C., Pollmacher, T., Leger, D., Bassetti, C. et al. (2011). Chronic insomnia: clinical and research challenges – an agenda. *Pharmacopsychiatry, 44,* 1–14.

Riemann, D., Spiegelhalder, K., Feige, B., Voderholzer, U., Berger, M., Perlis, M. et al. (2010). The hyperarousal model of insomnia: a review of the concept and its evidence. *Sleep Medicine Review, 14,* 19–31.

Riemann, D. & Voderholzer, U. (2003). Primary insomnia: a risk factor to develop depression? *Journal of Affective Disorders, 76,* 255–259.

Roth, T. (2009). Comorbid insomnia: current directions and future challenges. AJMC – *American Journal of Managed Care, 15,* 6–13.

Saß, H., Wittchen, H.-U. & Zaudig, M. (2001). *Diagnostisches und Statistisches Manual Psychischer Störungen (DSM-IV).* Göttingen: Hogrefe.

Seidl, S. (2012). *Effekte von Meditation und Schlaf auf Gedächtniskonsolidierung.* Nicht publizierte Diplomarbeit, Universität Regensburg.

Shekleton, J. A., Rogers, N. L. & Rajaratnam, S. M. (2010). Searching for the daytime impairments of primary insomnia. *Sleep Medicine Reviews*, 2010, *14,* 47–60.

Spiegelhalder, K., Backhaus, J. & Riemann, D. (2011). *Schlafstörungen* (Fortschritte der Psychotherapie). Göttingen: Hogrefe.

Spiegelhalder, K., Espie, C., Nissen, C. & Riemann, D. (2008). Sleep-related attentional bias in patients with primary insomnia compared with sleep experts and healthy controls. *Journal of Sleep Research, 17,* 191–196.

Spielman, A. J., Saskin, P. & Thorpy, M. J. (1987).Treatment of chronic insomnia by restriction of time in bed. *Sleep, 10,* 45–56.

Tang, N. K. & Harvey, A. G. (2006). Altering misperception of sleep in insomnia: behavioral experiment versus verbal feedback. *Journal of Consulting and Clinical Psychology, 74,* 767–776.

Vincent, N. K. & Walker, J. R. (2000) Perfectionism and chronic insomnia. *Journal of Psychosomatic Research, 49,* 349–354.

WHO, Dilling, H. Mombour, W. & Schmidt, H. H. (Hrsg). (1993). *Internationale Klassifikation psychischer Störungen: ICD-10 Kapitel V (F) – Klinisch diagnostische Leitlinien.* Bern: Huber.

Yoo, S. S., Gujar, N., Hu, P., Jolesz, F. A. & Walker, M. P. (2007). The human emotional brain without sleep – a prefrontal amygdala disconnect. *Current Biology, 17,* 877–878.

Anhang

Literaturempfehlungen zum Thema Schlaf und Schlafstörungen

Borbely, A. (1991). *Das Geheimnis des Schlafs*. Frankfurt/M., Berlin: Ullstein.

Geisler, P. (2009). *Hypersomnie, Narkolepsie und Tagesmüdigkeit*. Bremen: Uni-Med.

Happe, S. & Walther, B. W. (2009). *Schlafmedzin in der Praxis*. Landsberg: ecomed.

Iber, C., Ancoli-Israel, S., Chesson, A. & Quan, S. (2007). *Das AASM-Manual zum Scoring von Schlaf und assoziierten Ereignissen: Regeln, Terminologie und technische Spezifikationen*. Berlin: Steinkopff.

Penzel, T., Hajak, G., Hofmann, R. M., Podszus, L., Podszus, R., Pollmächer, T. & Schäfer, T. (1993). Empfehlungen zur Durchführung und Auswertung polygraphischer Ableitungen im diagnostischen Schlaflabor. *Zeitschrift EEG-EMG, 24,* 65–70.

Schulz, H. & Geisler, P. (Hrsg.). (2011). *Kompendium für Schlafmedizin*. Landsberg: ecomed.

Steinberg, R., Weeß, H.-G. & Landwehr, R. (2010). *Schlafmedizin, Grundlagen und Praxis*. Uni-Med, Bremen.

Stuck, B., Maurer, J., Schredl, M. & Weeß, H. (2009). *Praxis der Schlafmedizin*. Berlin, Heidelberg: Springer.

Weeß, H.-G. & Steinberg, R. (2011). *Update Schlafmedizin*. Uni-Med, Bremen.

Übersicht über die Materialien auf der CD-ROM

Materialien auf der CD-ROM:
• Leitfaden zur Schlafanamnese
• Regensburger Insomnnia Rating Scale
• Schlafprotokoll 3 Wochen
• Vorlage Schlafstadium 1
• Vorlage Schlafstadium 2
• Vorlage Hypnogramm
• Vorlage REM-Schlaf
• Vorlage Tiefschlaf
• Vorlage Teufelskreis Insomnie
• Vorlage Ruhe-Aktivitätskurve
• Vorlage Zwei-Prozess-Modell
• Vorlage Bettzeitenrestriktion
• Vorlage Hypnogramm mit langen Wachzeiten
• Vorlage Schlafender Inder
• Merkblatt: Fortführung der Bettzeitenrestriktion nach Beendigung der Therapie